Das ist doch kein Leben mehr!

Die Arbeit am Manuskript wurde gefördert durch den *Fonds Bijzondere Journalistieke Projecten (www.fondsbjp.nl).*

Der Verlag bedankt sich für die Unterstützung des *Niederländischen Literaturfonds,* der die Übersetzung des Manuskriptes finanziell gefördert hat *(www.letterenfonds.nl).*

Nederlands letterenfonds
dutch foundation for literature

Das Erscheinen dieses Buches wurde außerdem ermöglicht durch die freundliche Unterstützung von *Mitgliedern des wissenschaftlichen Beirats des Instituts Mensch, Ethik und Wissenschaft* sowie von *Prof. Dr. Karl H. Beine,* Hamm und *Dr. Michael Wunder,* Hamburg.

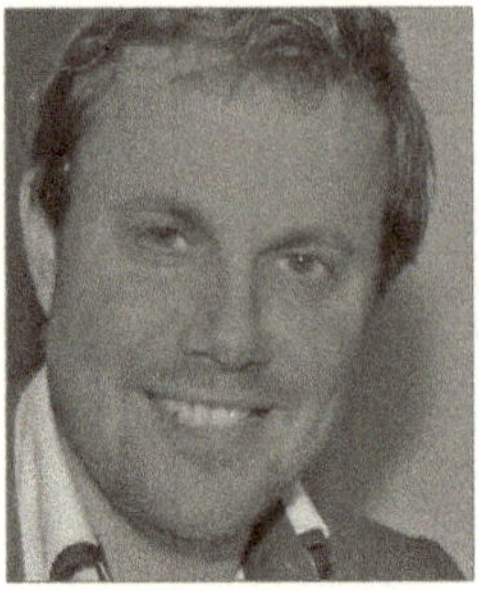

Gerbert van Loenen, geb. 1964, ist stellvertretender Chefredakteur der niederländischen Zeitung *Trouw* in Amsterdam. 2000 bis 2004 arbeitete er als Deutschland-Korrespondent in Berlin.
Zum Thema des Buches kam er durch eigene Betroffenheit: Sein Partner war in den letzten Jahren vor seinem Tod durch eine Hirnverletzung schwerstbehindert.
Für die deutschsprachige Ausgabe hat Gerbert van Loenen das Manuskript der 2009 erschienenen Originalausgabe aktualisiert und den Interessen der deutschen LeserInnen angepasst.

Gerbert van Loenen

Das ist doch kein Leben mehr!

Warum aktive Sterbehilfe zu Fremdbestimmung führt

Mabuse-Verlag
Frankfurt am Main

Bibliografische Information der Deutschen Nationalbibliothek

Die Deutsche Nationalbibliothek verzeichnet diese Publikation in der Deutschen Nationalbibliografie; detaillierte bibliografische Angaben sind im Internet unter http://dnb.d-nb.de abrufbar.

Informationen zu unserem gesamten Programm, unseren AutorInnen und zum Verlag finden Sie unter: *www.mabuse-verlag.de.*

Wenn Sie unseren Newsletter zu aktuellen Neuerscheinungen und anderen Neuigkeiten abonnieren möchten, schicken Sie einfach eine E-Mail mit dem Vermerk „Newsletter" an: online@mabuse-verlag.de.

Kasseler Straße 1a
60486 Frankfurt am Main
Tel.: 069-70 79 96-13
Fax: 069-70 41 52
verlag@mabuse-verlag.de
www.mabuse-verlag.de
www.facebook.com/mabuseverlag

Titel der Originalausgabe: Hij had beter dood kunnen zijn. Oordelen over andermans leven

Übersetzung: Marlene Müller-Haas und Bärbel Jänicke, Berlin
Satz: Tischewski & Tischewski, Marburg
Umschlaggestaltung: Marion Ullrich, Frankfurt am Main
Umschlagfoto: © Werner Krüper, Steinhagen

Druck: CPI – Clausen & Bosse GmbH, Leck
ISBN: 978-3-86321-133-2
Printed in Germany

INHALT

Selbstbestimmung – das ultimative Argument für aktive Sterbehilfe und Beihilfe zur Selbsttötung[1]?

Unter aktiver Sterbehilfe versteht man allgemein die Beendigung eines Menschenlebens auf den ausdrücklichen Wunsch des oder der Betroffenen. Beihilfe zur Selbsttötung durch einen Arzt wäre das vorsätzliche Verschreiben oder Verabreichen von Mitteln, mit denen der Patient selbst seinem Leben ein Ende setzen kann. Auf den ersten Blick entsprechen beide Vorgehensweisen der Auffassung, dass ein Mensch über sein eigenes Leben selbst entscheiden dürfe. Wen wir heiraten, wo wir wohnen, was wir mit unserem Leben anfangen, all das dürfen wir in der freiheitlichen westlichen Gesellschaft selbst entscheiden. Warum dürfen wir dann nicht selbst bestimmen, wann wir sterben?

Aktive Sterbehilfe und Beihilfe zur Selbsttötung sind bisher zwar nur in wenigen Ländern erlaubt, werden aber in allen westlichen Ländern diskutiert. Und das hat einen ganz bestimmten Grund. In allen Gesellschaften, die einem selbstbestimmten Leben einen hohen Wert beimessen, wird es Sympathie für eine Gesetzgebung geben, die ein Sterben auf eigenen Wunsch ermöglicht.

Das kann man auch in Kinofilmen sehen. Ein Einzelkämpfer, der sich für sein Recht, in Würde zu sterben, stark macht und dafür den Kampf mit ihn bevormundenden Institutionen aufnehmen muss, die ihm dieses Recht verwehren

1 Das niederländische Wort „Euthanasie" wird im Folgenden übersetzt mit „aktive Sterbehilfe". Das niederländische „hulp bij zelfdoding" wird im Folgenden übersetzt mit „Beihilfe zur Selbsttötung". Im Gegensatz zum alltäglichen Sprachgebrauch werden in diesem Buch beide Begriffe klar voneinander getrennt: Wenn von aktiver Sterbehilfe die Rede ist, ist Beihilfe zur Selbsttötung nicht automatisch mitgemeint. In den Niederlanden kommt aktive Sterbehilfe viel häufiger vor als Beihilfe zur Selbsttötung (s. Kap. V, S. 76).

– so etwas macht sich gut als Filmszenario. Dass solche Filme in den Niederlanden gedreht werden – dem Land mit der größten Freiheit, aktive Sterbehilfe oder Beihilfe zum Suizid zu leisten –, ist nicht verwunderlich. Doch auch in Ländern wie Spanien und den USA, in denen aktive Sterbehilfe und Beihilfe zum Suizid nicht erlaubt sind, erschienen erfolgreiche Filme, die in dieses Schema passen. Auf diese Weise verbreitet sich langsam, aber sicher weltweit die Vorstellung, dass aktive Sterbehilfe und Beihilfe zur Selbsttötung Formen der Selbstbestimmung sind.

Der tapfere Einzelkämpfer

Ein Beispiel: In dem 2004 erstmals ausgestrahlten, auf realen Begebenheiten beruhenden spanischen Film „Das Meer in mir“ (Originaltitel: *Mar Adentro*) verkörpert die Hauptperson Ramon Sampedro das Idealbild eines selbstbestimmten Behinderten: Er ist vom Hals abwärts gelähmt, aber noch bei völlig klarem Verstand. Seit einem Sprung in zu flaches Wasser ist Ramon bettlägerig, er kann nur noch den Kopf bewegen und sprechen. Unter den gegebenen Umständen wirkt er recht munter, geduldig versorgt von seiner Schwägerin Manuela. Dennoch möchte er lieber sterben – was er nach spanischem Recht nicht darf.

Obwohl Manuela ihn ohne die Unterstützung eines Pflegedienstes oder anderer Helfer versorgt, wird ihr die Arbeit mit ihm nicht zu viel. Sie übt keinen Druck auf Ramon aus, sondern verhält sich ihm gegenüber selbstlos, aufopfernd und warmherzig, ganz im Gegenteil zu einem katholischen Priester aus Ramons Umfeld. Auch dieser leidet an einer vollständigen Querschnittslähmung, will aber weiterleben und fordert Ramon auf, es ebenfalls zu tun. Der Priester wird im Film als sehr fromm und engstirnig dargestellt.

Besonders aufschlussreich ist der Strang der Geschichte, in dem es um Ramons Rechtsanwältin Julia geht. Julia leidet selbst an einer fortschreitenden Erkrankung. Noch ist sie selbstständiger als Ramon, aber ihr Zustand verschlimmert sich zusehends. Sie will Ramon helfen zu sterben und sich dann ebenfalls das Leben nehmen; am Ende schreckt sie jedoch vor diesem Schritt zurück und lässt ihn hängen. Als Ramon am Ende des Films in einer fast festlichen Szene stirbt, indem er geschickt das spanische Sterbehilfeverbot umgeht, tritt auch Julia noch einmal kurz in Erscheinung. Wir sehen sie im Rollstuhl sitzend aufs Meer hinaus starren. Als man ihr berichtet, dass Ramon tot ist, hat sie keinen blassen Schimmer mehr, wer das sein soll, weil ihr Gehirn inzwischen stark geschädigt ist.

Ramon ist also tapfer und entscheidet sich für den Tod, einen Tod, der im Film wie ein festliches Ereignis inszeniert wird. Julia dagegen ist feige, schreckt vor dem Tod zurück und lebt ein elendes Leben, in dem sie erinnerungslos aufs Meer hinaus starrt. „Das Meer in mir" von Alejandro Amenábar gewann viele nationale und internationale Filmpreise.

Der amerikanische Film „Million Dollar Baby" zeigt gewisse Übereinstimmungen mit diesem Film. Maggie, eine arme Kellnerin, schafft allein durch ihren starken Willen den Aufstieg zur Spitzenboxerin. Aber ihre Laufbahn nimmt ein grausames Ende, als sie sich auf dem Gipfel ihres Ruhms, im Wettkampf gegen die deutsche Weltmeisterin, das Genick bricht. Seitdem wird sie künstlich beatmet und kann nur noch den Kopf bewegen. Ihre asoziale Familie besucht sie nur, weil sie hofft, Maggies Vermögen zu ergattern; einzig ihr Manager hält ihr die Treue. Er ist es auch, der schließlich den Beatmungsschlauch löst und ihr zusätzlich eine tödliche Injektion verabreicht.

Dieser Film von 2004, bei dem Clint Eastwood Regie führte, wurde mit vier Oscars ausgezeichnet, darunter einem für den besten Film. In ihm sind die immer wiederkehrenden Elemente einer idealtypischen Sterbehilfe enthalten: Die vollkommen gelähmte Protagonistin ist bei völlig klarem Verstand und entscheidet sich für den Tod, wobei ihr ein mutiger Mensch behilflich ist.

In den Niederlanden, dem Musterland der aktiven Sterbehilfe, hatte 2012 ein Film Premiere, der auf dem höchst erfolgreichen Theaterstück „Der gute Tod" (Originaltitel: *De Goede Dood*) von Wannie de Wijn basiert. Der Hauptdarsteller Ben ist unheilbar an Lungenkrebs erkrankt. Er hat zwei Brüder, einer ist geistig ein wenig gehandicapt und sympathisch, der andere ist ein erfolgreicher, aber unsympathischer Geschäftsmann. Nachdem man ihm Bens Situation erklärt hat, begreift der geistig leicht behinderte Bruder, dass aktive Sterbehilfe für seinen kranken Bruder das Beste wäre. Der andere Bruder stellt dagegen alle möglichen kritischen Fragen zu Bens Patientenverfügung. Steckt womöglich dessen zweite Frau dahinter? Welche Regelungen hat er in Bezug auf sein Erbe getroffen? Aktive Sterbehilfe, das sei doch „nichts für Ben", sagt er. „Das sagst du nur, weil du selbst nicht krank bist", antwortet Bens Ehefrau Hannah. Als bei ihr dann doch einen Moment lang Zweifel aufkommen, fragt sie den befreundeten Hausarzt: „Ben will es doch wirklich?" Der Arzt antwortet Hannah, ohne auf ihre Frage einzugehen: „Weißt du, du bist ein tapferer Mensch." Kurz vor dem Filmende sagt der todkranke Ben: „Weil es keinen Gott mehr gibt, müssen wir alles selbst in die Hand nehmen." „Meinst du, das ist besser?", fragt seine Tochter. „Auf jeden Fall weniger schmerzhaft", antwortet Ben.

Das mit Unterstützung der beiden niederländischen Sterbehilfeaktivisten Rob Jonquière und Eugène Sutorius entstandene Theaterstück präsentiert aktive Sterbehilfe als würdevolle, selbst gewählte Form des Sterbens. Der einzige, der Fragen aufwirft, ist der Bruder, der Geschäftsmann, von dem der Eindruck erweckt wird, er sei feige und wolle dem Tode nicht ins Auge sehen. Die Unterstützer der aktiven Sterbehilfe dagegen bezeichnen sich gegenseitig als tapfer. Bens Sterben wird als harmonisch und liebevoll inszeniert.

Eddy Terstalls Film „Simon“ stammt ebenfalls aus den Niederlanden. Er ist eine Lobeshymne auf die liberalen, toleranten Niederlande oder doch zumindest auf das tolerante Amsterdam. Wie man sehen kann, leben hier Schwule und Haschischhändler in schönster Harmonie zusammen. Als der Hauptakteur dieses Spielfilms die Diagnose „Hirntumor“ zu hören bekommt, entscheidet er sich für ein sanftes, würdevolles Sterben unter Mithilfe eines Arztes. Simons Sterben wird als liebevolles, harmonisches Ende vorgeführt, das an die Sterbeszene in „Das Meer in mir“ erinnert.

Auch „Simon“ zeigt die idealtypischen Elemente einer aktiven Sterbehilfe: Ein Mann, noch im Vollbesitz seiner geistigen Kräfte, erkrankt an einem schweren Leiden und entscheidet sich daraufhin für den Tod durch aktive Sterbehilfe. Deshalb stirbt er nicht im Krankenhaus, umgeben von Apparaten, sondern zu Hause im Kreise seiner Lieben.

Dieser Spielfilm von 2004 wurde in vier Kategorien mit dem Goldenen Kalb ausgezeichnet, dem wichtigsten Filmpreis, der in den Niederlanden vergeben wird.

Es geht nicht nur um Selbstbestimmung

Diese idealtypische Darstellung entspricht jedoch nicht der Realität in den Niederlanden, dem ersten Land in Europa, in dem nach dem Zweiten Weltkrieg aktive Sterbehilfe legalisiert wurde. Hier spielt Selbstbestimmung eine viel geringere Rolle, als die Filmemacher und ihr Publikum glauben. Wer die niederländische Entwicklung im Detail untersucht, kann sich durchaus mit gutem Grund fragen, ob in anderen Ländern, in denen man derzeit aktive Sterbehilfe diskutiert, die Entwicklung nach einer Legalisierung anders verlaufen würde.

Ein wichtiger Grund, weshalb es in dieser Frage keine wirkliche Selbstbestimmung, das heißt, kein persönliches „Recht auf aktive Sterbehilfe“ gibt, lautet: Jeder, der auf diese Weise sterben will, braucht dazu einen Arzt. Für die aktive Lebensbeendigung ist ein Arzt erforderlich, der ein Medikament in tödlicher Dosis verabreicht. Bei einem assistierten Suizid nimmt der Patient das Medikament zwar selbst ein, aber auch hier wird der Arzt benötigt, um es in der richtigen Dosierung bereitzustellen.

Die Entwicklung der Rechtsprechung, die aktive Sterbehilfe und Beihilfe zur Selbsttötung in den Niederlanden ermöglicht hat, stellte passenderweise den Arzt und die Frage, wozu dieser berechtigt ist, in den Mittelpunkt – und nicht den Patienten. Der große Durchbruch auf dem Weg zur Legalisierung der aktiven Sterbehilfe gelang, als das Oberste niederländische Gericht, der Hohe Rat, 1984 erklärte, ein Arzt, der von einem Patienten um aktive Sterbehilfe gebeten werde, könne in einen Notstand geraten. Denn er sei einerseits dazu verpflichtet, das Leben des Patienten zu erhalten, andererseits aber auch dazu, seinem Patienten zu helfen, indem er dessen Leiden beendet. Wegen dieses Interessenkonflikts wurde entschieden, dass sich der Arzt in einem solchen Falle nicht strafbar macht, wenn er aktive Sterbehilfe leistet (s. Kap. II, S. 30f.).

In der niederländischen Öffentlichkeit fanden die aktive Sterbehilfe und die Beihilfe zur Selbsttötung in diesen Jahren bereits breite Anerkennung. Daher wurde das Urteil viel beachtet und begeistert aufgenommen.

Unbeachtet blieb dabei der Umstand, dass der Hohe Rat die Selbstbestimmung als Begründung für die Straffreiheit aktiver Sterbehilfe explizit abgelehnt hatte. Was für die höchsten Richter zählte, war das „objektive" Leid des Patienten, durch das der Arzt in ein Dilemma geraten kann. Viele, denen aktive Sterbehilfe als eine Form der Selbstbestimmung gilt, waren über das Urteil des Hohen Rats so erfreut, dass sie dessen Argumentationslinie keine Beachtung schenkten.

Auch das niederländische Gesetz von 2001, das aktive Sterbehilfe und Beihilfe zur Selbsttötung ausdrücklich legalisierte, stellt den Arzt in den Mittelpunkt. Die Patienten kommen im Gesetz nur als Menschen vor, die um aktive Sterbehilfe und Beihilfe zur Selbsttötung bitten können; dass sie diese auch fordern könnten, davon ist nicht die Rede. Wie in der früheren Rechtsprechung wird auch im Gesetz zur Regelung der aktiven Sterbehilfe und der Beihilfe zur Selbsttötung von 2001 festgelegt, dass es allein Fälle betrifft, in denen „aussichtsloses und unerträgliches Leiden" vorliegt. Es ist nicht Sache des Patienten, sondern Aufgabe des Arztes, festzustellen, ob ein solches Leiden tatsächlich gegeben ist.

Der Patient, der autonom sterben will, braucht dazu einen Arzt. Dieser Umstand setzt seiner Autonomie Grenzen. Denn anders als der sterbende Patient muss sich der Arzt für sein Handeln verantworten. Es ist nur logisch, dass sich Rechtsprechung und Gesetz auf den Arzt und dessen Befugnisse konzentrieren. Die eigentliche Grundlage für aktive Sterbehilfe und Beihilfe zur Selbsttötung in den Niederlanden bildet daher nicht Selbstbestimmung, sondern Barmherzigkeit oder Mitleid bzw. – wenn dies für den einen oder anderen zu altmodisch klingt – das Mitgefühl des Arztes mit seinem leidenden Patienten.

Mitleid ist etwas ganz anderes als Selbstbestimmung. Man

könnte sogar sagen: Mitleid ist das Gegenteil von Selbstbestimmung und im Kern paternalistisch.

Seit den Achtzigerjahren hat sich in diesem Punkt nichts zum Besseren gewendet: Das liberale Selbstverständnis und die Realität in den Niederlanden sind immer weiter auseinandergedriftet. In Filmen, im Fernsehen und im Theater wird nach wie vor der selbstbestimmte Tod diskutiert. Daher reagiert die Öffentlichkeit auf noch bestehende gesetzliche Hürden mit Unverständnis.

Es geht nicht nur um die Tötung auf Verlangen

Menschen, die ihren Willen nicht selbst äußern können, wie geistig stark Behinderte oder Babys, finden in der breiten Öffentlichkeit wenig Beachtung: Alle Debatten beziehen sich auf den autonomen, vernünftigen Bürger, der sich für aktive Sterbehilfe entscheidet. Doch die weitreichendsten und am meisten umstrittenen Entwicklungen vollziehen sich in den Niederlanden gerade im Umgang mit diesen nicht einwilligungsfähigen Menschen. Das ist der vernachlässigte Aspekt, die Schattenseite der aktiven Sterbehilfe in den Nie-derlanden.

Die niederländischen Bürger hören und sehen nicht viel von der Debatte über die sogenannte „Lebensbeendigung ohne Verlangen", die in den Neunzigerjahren unter Ärzten, Juristen und schließlich auch Politikern einsetzte. Während sich in den Achtzigerjahren sowohl die breite Öffentlichkeit als auch die Elite der Experten auf die Lebensbeendigung auf Verlangen konzentrierte – das Verlangen eines Patienten, der selbst über sein Leben entscheiden will –, driften seit etwa 1990 die öffentliche und die Expertendebatte auseinander.

Die öffentliche Debatte dreht sich weiterhin vor allem um die oben beschriebene, idealtypische Form von Sterbehilfe, die Tötung auf Verlangen. Die Experten dagegen thematisieren eine viel heiklere Frage: Darf man für einen anderen Menschen, der sich dazu selbst nicht äußern kann, entscheiden, dass es besser wäre zu sterben? In dieser Debatte geht es um schwierigere Fälle, zum Beispiel um Neugeborene, um komatöse Patienten oder um Menschen mit schweren geistigen oder mehrfachen Behinderungen. Für dieses Problemfeld sind die liberalen, auf der Selbstbestimmung einwilligungsfähiger Menschen basierenden Argumente nicht besonders hilfreich.

Die öffentliche Debatte hat in den letzten zwanzig Jahren den Anschluss an den Diskussionsstand der niederländischen Experten verloren und erschöpft sich weitgehend in der Wiederholung altbekannter Argumente.

Dieses Buch beschränkt sich nicht auf Menschen, die im Vollbesitz ihrer geistigen Kräfte wegen eines schweren Leidens einen Arzt um aktive Sterbehilfe oder Beihilfe zur Selbsttötung bitten. In diesem Buch geht es ausdrücklich auch um Menschen, über die andere das Urteil fällen, es sei besser für sie, zu sterben. Das hat nichts mit Selbstbestimmung, wohl aber mit Mitleid zu tun. Das Thema dieses Buches sind die Argumente, die dazu führen, dass jemand sagt: „Das ist doch kein Leben mehr – er (oder sie) wäre besser tot."

Das „Sterben in Würde", wie die aktive Sterbehilfe und die Beihilfe zur Selbsttötung von ihren Verfechtern gern bezeichnet werden, findet in zahlreichen Ländern Befürworter. Aber niemand kann das niederländische Beispiel ignorieren. Gerade für Befürworter von Sterbehilfe und Beihilfe zur Selbsttötung stellt die niederländische Erfahrung eine Herausforderung dar. Denn wenn sie glauben, sie könnten das „Sterben in Würde" regeln, ohne die niederländische Praxis zu übernehmen, müssen sie deutlich machen, mit welchen

Barrieren sie die aktive Sterbehilfe auf Fälle eingrenzen wollen, in denen ein ausdrückliches Verlangen vorliegt. Das ist nur möglich, wenn die Befürworter aktiver Sterbehilfe in anderen Ländern die niederländischen Erfahrungen sorgfältig auswerten und Vorschläge formulieren, die einer Entwicklung wie in den Niederlanden einen Riegel vorschieben.

Es gibt keinerlei Anzeichen, dass das auch geschieht. Überall auf der Welt spielt sich das gleiche Szenario ab wie in den Niederlanden: Die Befürworter der aktiven Sterbehilfe und der Beihilfe zur Selbsttötung berufen sich auf die klassischen Beispiele von Selbstbestimmung: Ein schwer kranker, leidender Patient bittet bei vollem Bewusstsein um die Beendigung seines Lebens. So begann auch die Debatte in den Niederlanden. Doch eine Debatte, in der sich die Verfechter aktiver Sterbehilfe auf die Autonomie des Menschen berufen, dem es möglich sein muss, über sein eigenes Leben und Sterben zu entscheiden, ist nur dann überzeugend, wenn die lebensbeendenden Maßnahmen auch wirklich auf jene Menschen beschränkt bleiben, die selbst darum ersuchen. Und das ist, wie das niederländische Beispiel zeigt, keineswegs selbstverständlich.

Vielleicht möchten die Befürworter aktiver Sterbehilfe in anderen Ländern den Niederlanden jedoch auch in den kontroversen Fällen folgen, in denen Menschen, deren Leben beendet wird, nicht selbst darüber entscheiden. Dann sollten sie dies aber auch ausdrücklich formulieren. Denn es bedeutet zwangsläufig, dass sie sich, anders als heute vorgetragen, nicht auf das Argument der Selbstbestimmung stützen können.

Was Sie in diesem Buch erwartet

Im folgenden Kapitel werde ich ausführlich die öffentlichen Debatten schildern, die zu einer Akzeptanz der aktiven

Sterbehilfe und zu ihrer faktischen Legalisierung durch den Hohen Rat im Jahr 1984 geführt haben. Wir werden sehen, dass sowohl Selbstbestimmung als auch Mitleid immer schon große Bedeutung für diese Debatten besaßen. In Kapitel III werde ich zeigen, dass darüber hinaus die Praxis der unverlangten Sterbehilfe unter Experten – von der Öffentlichkeit wenig wahrgenommen – ständig als Option diskutiert wurde.

Offenbar ist es schwer, aktive Sterbehilfe als Tötung auf Verlangen zu fordern, ohne zugleich die Möglichkeit von unverlangter Sterbehilfe einzuräumen. Das lässt sich an prominenten Wortführern sehen, die an unterschiedlichen Stellen Widersprüchliches gesagt oder geschrieben haben. Ich werde ihre Positionen in Kapitel IV untersuchen. Am Ende von Kapitel IV werde ich die These aufstellen, dass die zuvor beschrieben Widersprüchlichkeiten in einigen Fällen auf strategische Überlegungen zurückgehen, dass es aber auch logische Gründe gibt, die es fast unmöglich machen, eine Tötung auf Verlangen zu fordern, ohne auch unverlangte Lebensbeendigungen zuzulassen.

In Kapitel V wird es ganz konkret: Unverlangte Lebensbeendigungen haben in den Niederlanden ganz real stattgefunden. Ich stelle die Zahlen vor und zeige, dass weder die Politik noch die Staatsanwaltschaft, weder die Rechtsprechung noch der Gesetzgeber etwas dagegen unternehmen wollte oder konnte. Am Beispiel der Sterbehilfe bei Neugeborenen (einer Gruppe, die eindeutig nicht als einwilligungsfähig zu bezeichnen ist) schildere ich im Kapitel VI detailliert die Zusammenhänge, die eine solche Situation möglich machen, und wage eine weitere These: Zwar wurde die Lebensbeendigung auf Verlangen von ihren Befürwortern auch als Mittel verstanden, den Einfluss der Ärzte zurückzudrängen, indem man sie darauf verpflichtete, nicht das Machbare, sondern das vom Patienten Gewünschte zu tun oder zu lassen. Doch in der Folge haben niederländische Politik und Rechtsprechung beim Thema aktive Sterbehilfe das Heft des Handelns den Ärzten überlassen. Im Kapitel VII schildere ich die Kritik, die einige Ärzte und Juristen bezüglich der Sterbehilfe bei Neugeborenen üben.

Kapitel VIII verschafft einen Überblick über die Versuche, auch nach der gesetzlichen Regelung von aktiver Sterbehilfe und Beihilfe zur Selbsttötung die Grenzen des Erlaubten immer weiter auszudehnen. Die Debatte wird an allen Fronten fortgesetzt.

In Kapitel IX begründe ich die vielleicht wichtigste These meines Buches: Die Sorge, dass die Niederlande mit der Akzeptanz von aktiver Sterbehilfe auf Verlangen eine schiefe Ebene betreten haben, die vom ethisch Vertretbaren zum ethisch Fragwürdigen führt, wurde durch die historische Entwicklung eindrucksvoll bestätigt.

In Kapitel X möchte ich den Blickwinkel erweitern: Die Akzeptanz aktiver Sterbehilfe auf Verlangen hat nicht nur zu deren Ausweitung auf alle möglichen anderen Fälle geführt. Auch bei Reanimationen und der passiven Sterbehilfe hat sich die Sichtweise der Niederländer verändert: Es ist salonfähig geworden, Lebensqualität und Lebenswert eines anderen Menschen offen zu taxieren und zum Kriterium für medizinische Entscheidungen zu machen. Das ist insbesondere für Menschen mit Behinderungen eine bedrohliche Entwicklung.

Nicht nur mit der Wahrnehmung eines schwer behinderten Menschen in unserer Gesellschaft, sondern auch mit der Herausforderung, die das Leben mit ihm darstellt, habe ich meine eigenen Erfahrungen gemacht, die ich in Kapitel XI beschreibe. Auf diese Erfahrungen baue ich auf, wenn ich in Kapitel XII begründe, warum auch nahestehende Menschen nicht darüber entscheiden sollten, ob ein nicht einwilligungsfähiger Mensch weiterleben oder sterben sollte.

In Kapitel XIII stelle ich auch das Urteilsvermögen anderer möglicher Instanzen in Abrede: Auch Ärzte, Ethiker, die öffentliche Meinung und die Gesellschaft als politisches Subjekt sollten bei der Frage, ob ein nicht einwilligungsfähiger Mensch leben oder sterben soll, unbedingt außen vor bleiben. Das führt mich zu einem abschließenden Plädoyer, das ich in Kapitel XIV halte: Für einen Umgang mit leidenden Menschen brauchen wir Gelassenheit und Demut.

Dieses Buch hat auch noch einen kurzen Anhang: Hier finden Sie eine Zusammenstellung der bekannten Argumente für aktive Sterbehilfe – und was sich dagegen sagen ließe. Manche dieser Argumente spielen außerhalb der Niederlande vielleicht keine große Rolle. Aber vielleicht teilen Sie mein Vergnügen, auf diese Weise Widersprüchlichkeiten und Inkonsistenzen der Debatte konzentriert in den Blick zu nehmen. In jedem Fall wird Ihnen diese Aufstellung helfen, sich über eines klar zu werden: Wie denken Sie selbst – nach der Lektüre meines Buches – über aktive Sterbehilfe?

II Eine lange Geschichte – die niederländische Sterbehilfedebatte zwischen Selbstbestimmung und Mitleid

Wer unerträglich und aussichtslos leidet, darf in den Niederlanden den Tod wählen. Daher betrachten viele das Recht auf Selbstbestimmung als den wichtigsten Grund für aktive Sterbehilfe.

Doch in der dreißigjährigen Vorgeschichte des Gesetzes zur Regelung der aktiven Sterbehilfe und der Beihilfe zur Selbsttötung von 2001 schlingerte die Argumentation ständig zwischen Mitleid und Selbstbestimmung hin und her. Für leidende Menschen sei es manchmal besser, tot zu sein; dazu müssten Ärzte handeln – mit *diesem* Argument setzte im Jahre 1969 die Debatte über die aktive Sterbehilfe ein.

Ein kleines Buch mit großem Einfluss

In jenem Jahr brachte der Arzt und Wissenschaftler Jan Hendrik van den Berg die Niederländer dazu, über den Sinn und Unsinn medizinischen Handelns nachzudenken. Sein Buch „Medizinische Macht und medizinische Ethik" (Originaltitel: *Medische macht en medische ethiek*) hatte großen Einfluss auf die niederländische Debatte. Innerhalb von sieben Jahren erlebte das Buch 20 Auflagen. Nachdem in den Niederlanden, anders als in anderen westlichen Ländern, bis dahin jede Debatte über aktive Sterbehilfe vermieden worden war, übernahm das Land nach Erscheinen des Buches in der Diskussion eine Vorreiterrolle. Ärzte müssten aufhören, ihre Patienten um jeden Preis weiter zu behandeln, denn in manchen Fällen sei der Tod einem Leben an Schläuchen vorzuziehen, lautete van den Bergs Kritik. Die Technologie müsse in ihre Schranken gewiesen werden.

Seither gilt es in den Niederlanden als progressiv und liberal, van den Berg zu zitieren und daran anknüpfend aktive Sterbehilfe zum Thema zu machen. Noch lange nach dem Erscheinen sprachen Experten dem Mann, der die Debatte über aktive Sterbehilfe in den Niederlanden angestoßen hatte, ihre Dankbarkeit aus: „Van den Bergs Plädoyer für eine neue Medizinethik in den Sechzigerjahren ist als ein Beginn anzusehen. (...) Der Autor drängt den Leser dazu, die Grenze zum Bereich des Unangenehmen zu überschreiten, um zu veranschaulichen, dass medizinisches Handeln einen positiven Zweck verfolgt, zugleich aber auch schwerwiegende negative Folgen haben kann", schrieb die sogenannte „Kommission zur Zulässigkeit lebensbeendender Maßnahmen" (*Commissie Aanvaardbaarheid Levensbeëndigend handelen*) des Ärzteverbands KNMG noch in den Neunzigerjahren (Dillmann et al., 1997, S. 9).

„Medizinische Macht und medizinische Ethik" ist im Stil eines Pamphlets geschrieben und greift exemplarisch die Situationen einiger schwer behinderter Menschen auf. Van den Berg führt diese Fälle als Beweise für falsches medizinisches Handeln vor. Seiner Ansicht nach sollten diese Menschen eigentlich gar nicht mehr leben, und den Ärzten sei der Vorwurf zu machen, dafür gesorgt zu haben, dass es sie immer noch gibt. Einige der erwähnten Behinderten sind gar nicht mehr einwilligungsfähig, andere sind noch im Vollbesitz ihrer geistigen Kräfte und daher einwilligungsfähig. Doch bei van den Berg kommt keine dieser Gruppen zu Wort.

In den Sechzigerjahren waren die „Contergan-Babys" oft in den Schlagzeilen: Kinder, die mit deformierten Gliedmaßen und anderen Krankheiten geboren wurden, weil ihre Mütter in der Schwangerschaft das schädigende Medikament Contergan eingenommen hatten. Van den Berg äußerte sich 1969 unmissverständlich zu diesen Kindern: „Es gab Eltern, die ihr Contergan-Kind nicht sehen wollten und es verstoßen haben. Das halte ich für natürlich. Es gab auch Eltern, die ihr Contergan-Kind nach reiflicher Überlegung getötet haben. Das halte ich für eine mutige und würdevolle Tat. Es gab Ärzte, die dem Contergan-Kind auf die flehentliche Bitte der Eltern hin kurz nach der Geburt eine tödliche Injektion verabreicht haben. Das halte ich für ein Handeln gemäß schlichter medizinischer Pflichtauffassung."

„Ich muss davon ausgehen, dass auch Eltern, die ein schwer behindertes Kind am Leben gelassen haben und es vielleicht gerade mit Prothesen durchs Haus geistern sehen, diese Zeilen lesen werden. (...) Ich bitte diese Eltern, ihr Urteil einen Augenblick lang zurückzustellen. Haben sie sich etwa nicht selbst schon gefragt, ob ihr Handeln richtig war? Hatten sie nicht schon mehr als einmal beim Anblick ihres Kindes einen Kloß im Hals? (...) Sie haben gelernt, sich so sehr gegen diese Worte zu panzern, dass sie ihnen überhaupt nicht mehr bewusst sind. Im Zuge dieses Prozesses haben sie gelernt, ihrem Kind mit besonderer Liebe zu begegnen und es vielleicht auch zum Mittelpunkt ihrer Familie zu machen. Alles kann dem missgebildeten Kind geopfert werden, die eigenen Wünsche, auch die Wünsche und sogar Bedürfnisse der anderen Geschwister. Ich habe dafür kein gutes Wort übrig. Ich habe keine Achtung vor Eltern, die durch ihr schwer missgebildetes Kind nicht mehr in Panik versetzt werden. Wenn meine Worte ihren Panzer sprengen, haben sie ihr Ziel erreicht" (Berg, 1969, S. 27-28).

Van den Berg nennt noch andere Menschen, die seiner Ansicht nach besser nicht länger leben sollten. So zeigt er zum Beispiel das Foto eines Mannes aus den USA, dem die Beine und ein Teil des Rumpfes amputiert worden waren. Auch er kenne einen derart schwer missgebildeten Patienten, erklärte er: „Als Antwort auf einen Brief, den ich einem Kollegen über einen fast vollständig missgebildeten Patienten geschrieben hatte, antwortete mir dieser, der Patient sei ‚leider verstorben'. (...) Leider verstorben! Hätte da nicht wenigstens stehen können, dass über diesen Tod niemand mehr viele Tränen vergießen konnte? Oder hätte er nicht einfach schreiben können: Der Patient lebt nicht mehr?" (ebd., S. 30).

Auch Verkehrsopfer, von denen es in den Sechzigerjahren noch mehr gab als heute, wären nach van den Bergs Meinung oft besser tot. Er nennt dazu das Beispiel einer 17-Jährigen: „Wenn das Mädchen wieder aufwacht, leidet es möglicherweise unter einer sehr schweren Geistesschwäche. Vielleicht hat sie dann für immer jegliches Interesse am Leben verloren. Ihr kann jegliche Erinnerung von ihrer Kindheit bis zum Zeitpunkt des Unglücks verloren gegangen sein. Womöglich wird das Mädchen Jahre später auch Symptome eines psychopathischen Verhaltens zeigen. Sie kann zur Diebin werden oder sexuelle Anomalien entwickeln. Der Arzt hält keine Information zurück. Darf man noch hoffen, dass das Mädchen wieder aufwacht? Die Eltern entscheiden sich mit Unterstützung des Arztes dagegen. Das Mädchen erhält eine tödliche Injektion. Nicht, dass Letzteres tatsächlich bereits Realität wäre: Dazu ist die neue Ethik noch zu jung. Aber es wird geschehen. Es muss auch geschehen."

In Hinblick auf den künftigen Umgang mit Verkehrsopfern wünscht sich van den Berg aber sogar noch weitergehende Maßnahmen: „Es ist zu erwarten, dass dann neben der Verkehrswacht so etwas wie eine Organwacht, vielleicht in rot lackierten Autos, durch die Gegend fährt, nicht um zu helfen, sondern um allzeit bereit zu sein, nach einem Unfall noch vor Ort die lebenden Organe aus den dahinsiechenden Körpern zu schneiden." Diese Zeilen van den Bergs werden von denen, die ihn als großen Inspirator rühmen, eher selten zitiert.

Van den Bergs neue Ethik war knapp, aber prägnant gefasst. Nicht alles, was möglich sei, sei auch wünschenswert, fand er. Dem Arzt, der heute dank neuer Technologien übermächtig geworden sei, müsse in seinem Handeln eine Grenze gesetzt werden. Wenn eine Behandlung sinnlos sei, solle der Arzt entweder die Behandlung einstellen oder den Patienten töten. In Bezug auf die Frage, wen der Arzt bei dieser Entscheidung einbeziehen soll, blieb van den Berg vage; ob der Patient, der getötet werden soll, selbst etwas dazu sagen darf, ließ er ebenfalls offen.

Eines ist in van den Bergs einflussreichem Büchlein auffallend: Behinderte und Kranke kommen nur als Exempel und Objekte vor. Auch wenn sie einwilligungsfähig sind und sich äußern könnten.

Van den Berg ging es 1969 darum, dass künftig zwischen „sinnvollem" und „sinnlosem" Leben unterschieden wird. Und er fragte sich, wie sich beides voneinander unterscheiden lässt. „Wo liegt die Grenze? Ich glaube nicht, dass eine solche Grenze existiert. Ich glaube auch nicht, dass es möglich sein wird, auf Papier festzuhalten, was im Rahmen menschlichen Lebens sinnvoll oder sinnlos ist – das wäre viel zu allgemein gefasst. Ich halte es für reine Zeitverschwendung, dem zu viel Aufmerksamkeit zu widmen. Es ist auch im Hinblick auf die Kranken und Sterbenden nicht fair, darüber aufgeregte theoretische Debatten zu führen. Es muss gehandelt werden" (ebd., S. 47).

Vierzig Jahre später springt sofort das Paradox ins Auge, die Macht der Ärzte dadurch einzuschränken, dass man ihnen das Recht einräumt, Patienten ohne allzu viele „aufgeregte Debatten" zu töten.

Doch van den Bergs Zeitgenossen sahen das anders. Van den Berg wurde zum Vorbild für jene, die die medizinische Technologie zügeln wollten, um so mündiger zu werden. Dieser Mann, dem es letztlich darum ging, dass die Ärzte bestimmen können, was „sinnvolles“ oder „sinnloses“ Leben ist, wurde von der damaligen Protestgeneration mit offenen Armen empfangen.

Die Ethikerin Heleen Dupuis rühmte van den Berg noch 1992 fälschlicherweise als einen Mann, der die Autonomie der Patienten gestärkt und die Macht der Ärzte gebändigt habe. „Erst in den Sechzigerjahren kommt in den Niederlanden der Gedanke auf, dass Patienten nicht nur passive Objekte sind (...), sondern, auch wenn sie krank sind, eine eigene Meinung und eine eigene Sichtweise ihrer Situation haben und daher selbstverständlich über die medizinische Behandlung mitentscheiden. (...) In der niederländischen medizinethischen Literatur ist J. H. van den Berg (1969) der erste, der diese Problematik öffentlich zur Sprache bringt“, schreibt Dupuis in einem Handbuch zur Medizinethik (Dupuis et al., 1992, S. 24).

Van den Berg folgen schon bald noch einflussreichere Denker, die aktive Sterbehilfe bzw. „Euthanasie“, wie sie in den Niederlanden genannt wird, befürworten. In diesen Jahren wird der Begriff noch sehr weit gefasst. Es geht dabei nicht ausschließlich um Lebensbeendigung auf Verlangen des Betroffenen, es reicht aus, wenn der Tod im Interesse desjenigen liegt, der sterben wird.

Der Begriff „Selbstbestimmung“ spielt in diesen Jahren noch keine Rolle. Das Plädoyer für eine Ermöglichung aktiver Sterbehilfe beruft sich nicht auf Freiwilligkeit, Mündigkeit oder Selbstbestimmung, sondern auf Barmherzigkeit und Mitleid: Ein Mensch, der so entstellt, krank oder behindert ist, sollte besser sterben. Notfalls sollte es einem Arzt erlaubt sein, dabei zu helfen.

Anfang der Siebzigerjahre argumentiert der protestantische Theologe P. J. Roscam Abbing: „Wenn es denn richtig ist (...), dass jemand für sich selbst um aktive Sterbehilfe bitten darf, dann darf man dies offensichtlich aus Liebe zu einem anderen auch stellvertretend für diesen anderen tun" (Roscam Abbing, 1972, S. 49, vgl. hierzu Kap. IV, S. 63f.).

Der niederländische Alleingang

Nicht nur in den Niederlanden, sondern auch andernorts befürwortete man in diesen Jahren einen offeneren und ehrlicheren Umgang mit dem Tod. In Großbritannien zum Beispiel entstand die Hospizbewegung, die Sterbehäuser einrichtete, um Menschen ein friedvolles Lebensende zu ermöglichen. Überall in der westlichen Welt gewann eine neue, geburtenstarke, politisch zu großen Teilen links orientierte Generation an Bedeutung, die die Gesellschaft im Sinne neuer Ideale verändern wollte. Doch nur in den Niederlanden begrüßte diese Generation aktive Sterbehilfe und die Beihilfe zur Selbsttötung als Teil ihres Programms für eine bessere Welt.

Der niederländisch-amerikanische Historiker James Kennedy erklärt sich diesen Alleingang und diese Sonderentwicklung mit dem niederländischen Glauben an die Enttabuisierung. Wenn man Fragen, die zuvor totgeschwiegen wurden, diskutabel macht, kommt man – aus niederländischer Sicht – auch gemeinsam zu einer Lösung. Durch das Sprechen über Tabuthemen soll kontrollier- und beherrschbar werden, was andernfalls heimlich und unkontrolliert geschieht. „Das Durchbrechen der Tabus, mit denen Sex und Tod belegt waren, war gut. Deshalb war auch die

Abschaffung des Tabus, mit dem die aktive Sterbehilfe belegt ist, gut, weil das weniger Heuchelei und mehr Offenheit versprach" (Kennedy, 2002, S. 56).

In den Niederlanden gelang der Sterbehilfebewegung der Durchbruch durch die moralische Gleichstellung von passiver und aktiver Sterbehilfe. Dass der Verzicht auf eine Behandlung zulässig ist, stand in den Niederlanden der Siebziger- und Achtzigerjahre bald außer Frage. In diesen Jahrzehnten betrachteten viele Menschen Technologie mit Argwohn, in zahlreichen Lebensbereichen begann man, Qualität über Quantität zu stellen. Daher war es nur logisch, wenn auf technische Höchstleistungen verzichtet wurde, die zwar das Leben von Menschen verlängern, nicht aber ihr Wohlergehen zu steigern vermochten.

Auch außerhalb der Niederlande betrachtete man das endlose Weiterbehandeln mit einer gewissen Skepsis. Doch allein in den Niederlanden brachte das auch die Akzeptanz von aktiver Sterbehilfe mit sich.

Zu verdanken ist dies unter anderem dem Theologen Harry Kuitert. Er stellte in einem 1981 erschienenen Buch beide Formen lebensverkürzenden Handelns moralisch gleich (Kuitert, 1981, S. 29). Wer die Apparate ausschalte und damit das Sterben eines Menschen bewirke, erziele damit die gleiche Wirkung wie derjenige, der einen Menschen aktiv tötet. Es mache in diesem Sinne keinen Unterschied. Und da das Ausschalten von Apparaten zulässig sei, dürfe man, so lautete die Schlussfolgerung, auch aktiv töten.

Diese Argumentation wurde so oft wiederholt und wirkt auf den ersten Blick so plausibel, dass sich vermutlich immer noch viele davon überzeugen lassen. Dabei handelt es sich, genau genommen, um nichts anderes als eine Ethik, bei der der Zweck die Mittel heiligt. Seit jeher steht dieser Ethik, die sich nur an den Folgen orientiert, eine Ethik gegenüber, die das Handeln als solches betrachtet. Nach dieser Ethik kann etwas Unmoralisches nie durch das gerechtfertigt werden, was es als Ergebnis bezweckt. Dieser Ansatz bildet die Grundlage der Menschenrechte.

Kuitert gewann schon bald eine große Anhängerschaft. Theo Boer, Ethiker an der Protestantischen Theologischen Universität, beschreibt in einem Artikel aus dem Jahr 2007 (Boer 2007), welch überwältigende Wirkung Kuiterts Behauptung hatte. „Es fällt nicht schwer, sich die Konsequenzen dieser Neudefinition vorzustellen. Weil die meisten Menschen wahrscheinlich schon einmal die Entscheidung unterstützt haben, in einer terminalen Phase von der weiteren Behandlung eines schwer kranken Patienten abzusehen (...), wird der Eindruck erweckt, als würden wir *alle* gelegentlich auch ‚Euthanasie' beschönigen" (Kursivschreibung von Theo Boer).

Der Gesundheitsrat, ein wichtiges Beratungsorgan der niederländischen Regierung, schloss sich Kuiterts Position an. Und auch die beiden größten protestantischen Kirchen übernahmen die Sichtweise des Kirchenmitglieds Kuitert (Protestantse Kerk in Nederland 1988). Daher nahmen diese Kirchen in der niederländischen Sterbehilfedebatte eine Vorreiterrolle ein.

Auch das ist bemerkenswert: Aktive Sterbehilfe wurde in den Niederlanden von Christen nicht *bekämpft*, sondern *erkämpft*. Widerstand gegen die aktive Sterbehilfe kam vor allem aus der katholischen Kirche und von orthodoxen Protestanten. Desgleichen warnte die Jüdin C. I. Dessaur in auffallend klaren Worten vor der Akzeptanz von aktiver Sterbehilfe (Dessaur & Rutenfrans, 1986).

Die Pendelbewegung zwischen Selbstbestimmung und Mitleid

Anfang der Achtzigerjahre kam ein neuer Begriff auf, der zentrale Bedeutung gewann: die Selbstbestimmung. Ob es sich um Ökonomie, Glauben, sexuelle Orientierung oder den Moment des Sterbens handelte: Der Mensch sollte selbst entscheiden können. Auch in der Debatte über aktive Sterbehilfe und die Beihilfe zur Selbsttötung rückte das Mitleid mit Menschen, die nach Ansicht anderer besser tot wären, in den Hintergrund. Vor allem in der für die breite Öffentlichkeit in den Medien geführten Debatte geht es seither vorgeblich um den autonomen Menschen, der selbst darüber entscheiden will, ob er weiterlebt oder nicht.

Mit dieser Betonung auf Selbstbestimmung lässt sich die Lebensbeendigung auf Verlangen sehr gut vereinbaren. Was sich weniger gut mit der Selbstbestimmung vereinbaren lässt, ist die unverlangte Lebensbeendigung von Menschen, die nicht darum gebeten haben, aber dennoch schwer leiden. Während in den Siebzigerjahren noch über aktive Sterbehilfe „im Interesse" eines Menschen gesprochen wurde, der nicht darum gebeten hat, geht es nun nur noch um aktive Sterbehilfe auf ausdrückliches Verlangen. Auch die Niederländische Vereinigung für freiwillige Euthanasie (NVVE) beschränkte ihr Engagement von nun an auf Menschen, die selbst um ihren Tod bitten können. Die NVVE plädierte zwar für die Möglichkeit, eine Patientenverfügung für den Fall einer fehlenden Einwilligungsfähigkeit zu erstellen. Doch wer schon nicht mehr in der Lage war, eine Verfügung zu verfassen oder seinen Willen anderweitig zu äußern, für den kam eine Lebensbeendigung in den Achtzigerjahren nicht infrage, auch in den Augen der NVVE nicht.

So fand die Sterbehilfebewegung Anschluss an die in den Achtzigerjahren auflebende westliche Tradition der

Autonomie und Selbstbestimmung. Während in den Siebzigerjahren viele noch auf den Staat schauten, wenn es galt, die Träume einer idealen neuen Welt zu verwirklichen, wünschte man sich in den Achtzigjahren einen Staat, der sich zurückzieht und den Bürgern die Freiheit gibt, ihr Leben selbst zu gestalten. Galt aktive Sterbehilfe anfangs als eine Form der Gesellschaftskritik am übertriebenen Einsatz medizinischer Technologie, so wurde sie nun als Möglichkeit gesehen, selbst über das eigene Lebensende zu entscheiden. Auf diese Weise wurden die aktive Sterbehilfe und auch die Beihilfe zum Suizid in den Achtzigerjahren zum Kronjuwel des niederländischen Liberalismus. Die links-liberale D66 schwang sich mit Erfolg zur Vorkämpferin der aktiven Sterbehilfe und der Beihilfe zum Suizid auf, und es war die D66-Abgeordnete Elida Wessel-Tuinstra, die 1984 eine erste Gesetzesvorlage zu deren Legalisierung einreichte.

Der Dammbruch

Am 27. November 1984 öffnete sich durch die Entscheidung des Hohen Rats im „Fall Schoonheim" die Tür für aktive Sterbehilfe in den Niederlanden.

Eine 95-jährige Frau, die ihr Leiden als unerträglich empfand, wurde von ihrem Arzt auf ihre eigene Bitte hin getötet. Der Arzt wurde in erster Instanz von einem Amtsgericht vom Vorwurf der Tötung auf Verlangen freigesprochen. In einer höheren Instanz kam das Gericht jedoch zu einem anderen Urteil. Der Arzt wurde verurteilt, ging allerdings straffrei aus. Daraufhin trat der Hohe Rat in Aktion. Das Oberste Gericht der Niederlande gelangte zu dem Urteil, dass das Oberlandesgericht den Arzt zu Unrecht verurteilt habe, und kassierte dessen Entscheidung. Nach Auffassung der Richter hätte das Gericht untersuchen müssen, „ob nach fundierten medizinischen Erkenntnissen, gemessen an den in der Medizinethik geltenden Normen, in diesem Fall eine Notlage bestand“ (Hoge Raad, 1985). Der Arzt könne aufgrund des Pflichtenkonflikts, einerseits Leiden zu mindern und andererseits Leben zu bewahren, in eine Notlage geraten, urteilte der Hohe Rat. Aufgrund dieser Notlage sei der Arzt nicht schuldig, obwohl aktive Sterbehilfe gesetzlich nicht zulässig sei.

Mit diesem Urteil schrieb der Hohe Rat Geschichte. Damit hatte nicht die Gesetzgebung, sondern die Rechtsprechung aktive Sterbehilfe in den Niederlanden ermöglicht. Ein „Sterbehilfegesetz“ wurde erst 17 Jahre später verabschiedet.

Die Entscheidung des Hohen Rates verdient noch aus anderen Gründen besondere Beachtung: Zum einen verwies der Hohe Rat in seinem Urteil auf „fundierte medizinische Erkenntnisse, gemessen an den in der Medizinethik geltenden Normen“. Diese medizinischen Erkenntnisse veränderten sich dramatisch just in den Monaten, in denen sich der Hohe Rat mit diesem Fall befasste. Der Vorstand der Königlich Niederländischen Gesellschaft zur Förderung der Medizin (*Koninklijke Nederlandsche Maatschappij tot bevordering der Geneeskunst*, KNMG) hatte in dieser Zeit Regeln für aktive Sterbehilfe veröffentlicht. Dieses Umschwenken der Ärzteschaft hätte die Gerichtsbarkeit beeinflusst, argumentierte der für diesen Fall zuständige Generalstaatsanwalt Remmelink (De Blois, in: Lieverse, 2005, S. 62). Die Ärzte schwenkten um, und weil die Richter in Betracht zogen, was dem neusten medizinischen Stand entsprach, vollzogen sie ebenfalls eine Kehrtwende.

Dabei blieb außer Acht, dass der Ärzteverband KNMG auf deutliche Meinungsunterschiede unter den Ärzten hinwies. Eigentlich wollte die Ärztevereinigung zu der Frage, ob aktive

Sterbehilfe zulässig sei oder nicht, überhaupt nicht Stellung beziehen. „Es geht hier nicht darum, die Zulässigkeit aktiver Sterbehilfe zur Diskussion zu stellen", schrieb die KNMG in ihrer Stellungnahme (KNMG, 1984, S. 990-997). „In einer pluralistischen Gesellschaft wie der unsrigen wird es darüber in der Ärzteschaft immer unterschiedliche Ansichten geben. (...) Die Kommission und das Präsidium sind von der Tatsache ausgegangen, dass aktive Sterbehilfe faktisch geleistet wird." Eigentlich sagte die KNMG: Die Ärzte sind sich in Bezug auf die Zulässigkeit aktiver Sterbehilfe nicht einig, doch da ein Teil der Ärzte in irgendeiner Form nun einmal Sterbehilfe leistet, stellen wir auf jeden Fall Regeln dafür auf.

Diese Darstellung erwies sich allerdings als zu nuanciert, um der Realität standzuhalten. Wer für etwas Regeln aufstellt, erweckt nun einmal den Eindruck, mit dem, was nach diesen Regeln geschieht, einverstanden zu sein. Das Oberste Gericht der Niederlande sah in der ambivalenten Stellungnahme der Ärzte daher auch prompt eine Grundlage für seine weit reichende Entscheidung, ein Arzt dürfe in manchen Fällen „nach fundierten medizinischen Erkenntnissen" aktive Sterbehilfe leisten.

Zum anderen gründete der Hohe Rat, während die breite Öffentlichkeit aktive Sterbehilfe als ein Gebot der Selbstbestimmung begriff, seine Entscheidung ausdrücklich auf einen anderen Aspekt. Das Oberste Gericht legte 1984 den Schwerpunkt auf das Leiden des Patienten, das den Arzt aufgrund seiner Schwere in eine Notlage bringen könne, in der er sich für aktive Sterbehilfe als das kleinere Übel entscheiden dürfe (Hoge Raad, 1985).

Nicht die Bürger haben demzufolge ein Recht auf aktive Sterbehilfe und Beihilfe zur Selbsttötung, sondern allein die Ärzte haben das Recht, der Bitte eines Bürgers um aktive

Sterbehilfe oder Beihilfe zur Selbsttötung zu entsprechen, wenn sie glauben, dass ihre Patienten leiden. Und das ist etwas völlig anderes.

Die Kluft zwischen dem, was die niederländische Bevölkerung über aktive Sterbehilfe und Beihilfe zum Suizid denkt, und der juristischen Wirklichkeit hat zwei Konsequenzen: Erstens kommt es heute mitunter zu Konflikten zwischen Patienten und Ärzten, weil die Patienten glauben, sie hätten ein Recht, aktive Sterbehilfe oder Beihilfe bei ihrem Suizid einzufordern, während die Ärzte dieser Forderung nicht immer Folge leisten wollen. Zweitens – und das wiegt schwerer – entgehen auch aus diesem Grund der Öffentlichkeit die von Ärzten und Juristen geführten Debatten über die unverlangte Lebensbeendigung bei nicht einwilligungsfähigen Patienten.

Zwar schuf 1985 die „Staatskommission Euthanasie" zumindest definitorisch Klarheit: Nur „absichtlich lebensbeendendes Handeln durch eine andere als die betroffene Person, auf deren ausdrückliche Bitte hin" könne als „Euthanasie" bezeichnet werden (Staatscommissie Euthanasie, 1985). Von „Euthanasie" bzw. aktiver Sterbehilfe kann demnach nur die Rede sein, wenn jemand selbst um seine Tötung bittet.

Doch während sich in den Achtzigerjahren sowohl die breite Öffentlichkeit als auch die Expertenelite auf aktive Sterbehilfe oder Beihilfe zum Suizid konzentrierten, entwickelten sich die öffentliche Debatte und die Expertendebatte seit etwa 1990 auseinander. Die Elite griff erneut Themen auf, die bereits in den Siebzigerjahren hin und wieder thematisiert worden waren: Darf man die Entscheidung treffen, dass ein anderer, der nicht selbst das Wort ergreifen kann, besser sterben sollte? Bei dieser Frage geht es zum Beispiel um

Neugeborene, um Patienten, die im Koma liegen, und um Menschen mit geistigen oder mehrfachen Behinderungen, also um Fälle, bei denen die liberalen, auf Selbstbestimmung und Einwilligungsfähigkeit zielenden Argumente nicht besonders hilfreich sind.

Um diese Fälle – und die damit verbundenen Expertendebatten – soll es in den folgenden Kapiteln gehen.

III Das Unmögliche möglich machen – Experten unter sich

In der Stellungnahme, die den Hohen Rat 1984 zu seiner folgenreichen Entscheidung bewegte, mahnte der Ärzteverband KNMG, „im Vordergrund sollte stehen, dass die Bitte um aktive Sterbehilfe aus dem freien Willen des Betroffenen hervorgeht".

Das klingt entschieden, entschiedener, als es womöglich gemeint war, denn in der Einleitung hieß es auch: „Der Standpunkt bezieht sich ausschließlich auf Fälle, in denen der betroffene Patient in der Lage ist, seinen Willen deutlich zu bekunden. Da das Thema aktive Sterbehilfe ebenso umfassend wie komplex ist, hat sich das Präsidium vorerst diese Beschränkung auferlegt." In der Tat: vorerst. Denn schon in seiner Stellungnahme zum Bericht der Staatskommission Euthanasie von 1985 bezeichnete die KNMG den Nachdruck, mit dem die Kommission Freiwilligkeit zur Voraussetzung machte, als „extrem" und „rigide". Unter dieser Maßgabe dürfe das Leben von Menschen, die nicht im Vollbesitz ihrer geistigen Kräfte sind, keinesfalls beendet werden. „Wir sind der Ansicht, dass ein derart extremer und rigider Standpunkt nicht immer im Interesse der betreffenden Patientengruppen [der nicht einwilligungsfähigen Patienten, GvL] liegt. Möchte man hier einen gewissen Freiraum für Härtefälle schaffen, in denen sich die betroffenen Patienten, wären sie zu einer Willensäußerung imstande gewesen, aller Vermutung nach für aktive Sterbehilfe entschieden hätten, scheint es uns unvermeidlich, anderen Personen ein gewisses Entscheidungsrecht einzuräumen", lautete die Reaktion auf den Bericht der Staatskommission. Die Ärzte dachten in diesen Fällen an die Angehörigen und an sich selbst als Entscheidungsinstanzen (Staatscommissie Euthanasie 1985, S. 74).

1989 schließlich nahm die „Kommission zur Zulässigkeit lebensbeendender Maßnahmen“ des niederländischen Ärzteverbands KNMG ihre Arbeit auf. Diese Kommission untersuchte eingehend folgende Frage: Kann, nachdem die Lebensbeendigung auf Verlangen vom Gericht für zulässig erklärt worden ist, in manchen Fällen ein Leben auch unverlangt beendet werden? 1997 veröffentlichte die Kommission ihren Abschlussbericht (Dillmann et al., 1997).

Im Vorwort des Kommissionsberichts beglückwünscht der KNMG-Vorsitzende Professor J. M. van Minderhoud die Ärzte dazu, dass all diese Diskussionen in den Niederlanden überhaupt möglich sind. „Die Kommission war sich völlig im Klaren darüber, dass sie Themen zur Sprache gebracht hat, die manche als äußerst heikel empfinden könnten. Andererseits ist eine solche Diskussion ausgesprochen stimulierend für eine gute professionelle Praxis, und wir dürfen uns glücklich schätzen, dass wir uns den wechselseitigen Gedankenaustausch zu diesem Problem ermöglichen.“ Nun ist es ein wiederkehrendes Phänomen in der niederländischen Diskussion zur Zulässigkeit lebensbeendender ärztlicher Maßnahmen, dass sich die Teilnehmer gegenseitig zu ihrer offenen Einstellung gratulieren – eine Einstellung, die Niederländer gern als typisch niederländisch bezeichnen. Wer allerdings glaubt, dass in dieser Debatte wirklich alles thematisierbar wäre, der irrt.

Der Verein katholischer Pflegeeinrichtungen hatte gemahnt: „Die Debatte über Lebensbeendigung ohne Verlangen, an der der medizinische Berufsstand erneut in bedeutendem Maße Anteil hat und der die KNMG-Kommission überdies eine wichtige Vorlage liefert, nährt die gesellschaftliche Vorstellung, das Leben eines Menschen müsse bei einem bestimmten Ausmaß des Leidens oder einer bestimmten Lebensperspektive nicht mehr erhalten werden und dürfe in manchen Fällen – ungefragt – beendet werden“ (ebd., S. 7).

Diese grundsätzliche Kritik wischt die Kommission in der Einleitung vom Tisch: „Es kann nicht auf jede Kritik eingegangen werden. (…) Manchmal schien die Kritik zu suggerieren, die Kommission hätte gewisse Fragen besser gar nicht ansprechen sollen, als ob die besprochenen Probleme erst durch die Diskussionspapiere verursacht würden. (…) Die Kommission ist nach wie vor davon überzeugt, dass es sich bei den Problemen, um deren Erörterung sie gebeten wurde, um äußerst reale (gesellschaftliche) Probleme handelt.“

Natürlich hat die Kommission Recht damit, dass sie sich mit „äußerst realen (gesellschaftlichen) Problemen“ befasst. Doch diese gibt es, wie die Kommission selbst feststellt, auch in anderen Ländern. Allerdings wird dort keine „Kommission zur Zulässigkeit lebensbeendender Maßnahmen“ eingesetzt. Man kann die „äußerst realen (gesellschaftlichen) Probleme“ also durchaus zur Kenntnis nehmen und dennoch der Ansicht sein, dass Ärzte Menschen nicht ungefragt töten dürfen. Die Mahnung des Vereins katholischer Pflegeeinrichtungen ist auch nicht gleichbedeutend damit, dass diese Vereinigung die „äußerst realen (gesellschaftlichen) Probleme“ leugnen würde. Aber weil diese Organisation das ganze Vorhaben der Kommission in Frage stellt, beschließt die Kommission, auf diese Kritik nicht einzugehen. Hier zeigt sie, wo die Grenzen des „gegenseitigen Gedankenaustauschs“, der „stimulierend für eine gute Berufspraxis“ ist, liegen: Andersdenkende werden von vornherein ausgegrenzt. Die Debatte vermittelt so den Eindruck, als sei die Frage, ob lebensbeendende Maßnahmen bei nicht einwilligungsfähigen Menschen zulässig seien, schon von vornherein mit „Ja“ beantwortet.

Eine Praxis zu enttabuisieren, bedeutet demnach, sie anzuerkennen. Die vermeintlich offene Debatte steht in Wirklichkeit nur dem offen, der die „richtige“ Meinung vertritt. Sie bleibt so auf diejenigen beschränkt, die in etwa in die gleiche Zielrichtung verfolgen. Und so kommt die Kommission hinsichtlich der Frage nach der Zulässigkeit lebensbeendender Maßnahmen acht Jahre später auch zu klaren Schlussfolgerungen: Lebensbeendendes Handeln ist unter gewissen Bedingungen auch bei Menschen zulässig, die nicht einwilligungsfähig sind, ob es sich nun um Komapatienten, Neugeborene, Demenzkranke oder Psychiatriepatienten handelt. Viel weniger klar ist die Argumentation, mittels derer die Kommission zu diesem Fazit gelangt.

Menschen in einem vegetativen Zustand

Betrachten wir beispielsweise die Überlegungen der Kommission zu Patienten in einem vegetativen Zustand, zu Menschen also, die im Koma gelegen haben und nie wieder zu Bewusstsein gekommen sind. Der Kommissionsbericht ist in einer schwer verständlichen Sprache verfasst, doch da hier Wichtiges gesagt wird, lohnt sich die Mühe, die entsprechende Stelle im Wortlaut wiederzugeben: „Wenn man der Analyse zustimmt, dass die Existenz eines langfristig vegetativen Patienten aus einem vorhandenen Leben, einer schwerwiegenden Erkrankung, der medizinischen Behandlung dieser Erkrankung und der Erhaltung dieses Lebens resultiert, dann kann man sich bei einer weitergehenden Behandlung nicht mehr ohne Weiteres darauf berufen, dass in diesem Patienten noch Leben vorhanden ist. Schließlich hat man selbst dazu beigetragen, dass dieses Leben in diese spezielle

Situation geraten konnte. Damit ist man zumindest für alle sich daraus ergebenden Folgen mitverantwortlich. Dass der Patient lebt, ist daher zwar immer noch relevant und von großer Bedeutung, aber kein *hinreichendes* Argument, um ihn weiter zu behandeln" (ebd., S. 99). Gerade dort, wo die Kommission verklausuliert formuliert, macht sie oft große Schritte, und das gilt auch an dieser Stelle des Berichts. Der Kern der Argumentation: Der Komapatient lebt zwar, aber der Grund dafür liegt unter anderem in einer früheren medizinischen Behandlung. Daher ist dieses Leben weniger schützenswert als das Leben anderer Menschen. Dieses Leben – und das Recht, darüber zu entscheiden, ob es andauern soll – liegt in den Händen des Arztes, der es zuvor gerettet hat: Er ist dafür verantwortlich, denn er hat dessen Existenz verursacht.

Eigentlich wird damit die Diskussionsrichtung umgedreht: Nicht die unverlangte Lebensbeendigung muss legitimiert werden, sondern die vorausgehende Entscheidung, ein Leben zu verlängern (Griffiths, 1997, S. 118ff.).

Damit ist die Diskussion wieder dort angekommen, wo sie 1969 mit J. H. van den Bergs Warnung vor einer entfesselten medizinischen Technologie begonnen hatte. Nicht jede medizinisch-technische Errungenschaft muss eingesetzt, nicht immer muss ein Leben gerettet und verlängert werden. Das klingt ganz vernünftig, und das ist es auch: Auch außerhalb der Niederlande wird medizinische Technik bisweilen nicht eingesetzt, und auf manche Behandlung wird verzichtet. Aber nur in den Niederlanden fügt man hinzu, dass ein Leben, das zunächst gerettet worden ist und dann doch nicht die erhoffte Qualität erreicht, notfalls aktiv beendet werden darf.

Eigentlich argumentiert die Kommission hier, dass der technische Fortschritt Probleme mit sich bringe, weil in manchen Fällen eine medizinische Behandlung lediglich das Leben verlängere, ohne sich positiv auf das Wohlergehen des Patienten auszuwirken. Nun ist es eine Sache, zu behaupten, nicht jede medizinische Technik müsse immer eingesetzt werden, aber eine ganz andere, zu sagen, dass Ärzte aufgrund dieser technischen Entwicklung Menschen manchmal töten dürften. Die Kommission ist jedoch der Ansicht, das eine sei eine Konsequenz des anderen.

Es ist offensichtlich, dass Selbstbestimmung in den Überlegungen der Kommission kaum eine Rolle spielt. Das ist insofern logisch, als sie auf nicht Einwilligungsfähige Bezug nimmt. Doch wer in seiner Familie oder seinem Freundeskreis einen „nicht einwilligungsfähigen Menschen" kennt, weiß, dass auch jemand, der nicht im Vollbesitz seiner geistigen Kräfte ist, seine Zustimmung oder Missbilligung zuweilen deutlich zum Ausdruck bringen kann.

Die Ärzte der Kommission hingegen schreiben, dass sogar ein Patient, der selbst über sein Leben urteilen kann, ignoriert werden dürfe.

So schrieben sie über Menschen, die aus einem vegetativen Zustand erwachen: „Das Wort haben dabei zuallererst die Betroffenen selbst. Es ist jedoch zu erwägen, ob sich diejenigen, die aus einem vegetativen Zustand erwacht sind, anders entschieden hätten, wenn sie dazu fähig gewesen wären. Wenn man das Bewusstsein einmal wiedererlangt hat, fällt es einem schwer, es wieder loszulassen, auch wenn man diese Situation zuvor womöglich als unerwünscht abgelehnt hätte. Die häufig auftretenden Persönlichkeitsveränderungen machen es umso schwerer, einzuschätzen, ob der Fall nicht anders ausgegangen wäre, sofern eine Wahlmöglichkeit bestanden hätte."

Hier steht zunächst, dass die Betroffenen, die Menschen,

die aus einem vegetativen Zustand erwacht sind und nun mit Einschränkungen leben müssen, die Entscheidung über ihr Leben zu treffen haben; ihnen steht das erste Wort zu. Das klingt eindeutig, das ist Selbstbestimmung. In den folgenden Ausführungen verkehrt sich diese Position jedoch in ihr Gegenteil: Wenn die ehemaligen Komapatienten wieder zu Bewusstsein kommen, hängen sie an ihrem Leben, sind aber nicht mehr dieselben, die sie früher einmal waren, und wenn ihr früheres Ich die Wahl gehabt hätte, hätte es eine solche Situation sicher nicht gewollt. Wir sollten daher nicht allzu viel Hoffnung darauf setzen, dass Komapatienten oder Menschen in einem vegetativen Zustand wieder zu Bewusstsein kommen. Denn wenn sie aus dem Koma erwachen, haben sie Hirnschäden. Und wenn sie dann, trotz dieser Schäden, ihr Leben als wertvoll erachten, ist es fraglich, ob wir auf die Meinung eines Behinderten eigentlich Wert legen sollten. Unverhohlen zynisch und daher einer Wiederholung wert ist der Satz: „Wenn man das Bewusstsein einmal wiedererlangt hat, fällt es einem schwer, es wieder loszulassen" (Dillmann et al., 1997, S. 100ff.). Die Kommission ist damit jedoch noch nicht an ihrem Ziel angelangt und fährt daher in ihrer Argumentation fort. Sie zieht den Schluss, dass ein Zeitpunkt kommen könnte, an dem eine weitere Behandlung eines Patienten nicht mehr legitim ist. Ist in dem Moment, wenn eine Weiterbehandlung sinnlos ist und der Tod bevorsteht, dann auch eine aktive Lebensbeendigung legitim? Sehr eindrucksvoll werden die Pro- und Contra-Argumente erörtert. Für das Fazit genügt der Kommission jedoch ein einziger Satz, der die zuvor genannten, sich widersprechenden Argumente überhaupt nicht gegeneinander abwägt: „Im Lichte der zweiten Betrachtungsweise – in der sich ein wichtiger Wahrheitskern verbirgt – ist die Kommission der Auffassung, dass, nachdem alle medizinischen Behandlungen eingestellt wurden und der Patient daher auf jeden Fall sterben wird, eine aktive Lebensbeendigung nicht notwendig, aber auch nicht kategorisch zu verwerfen ist."

Nachdem sie zu diesem bedeutenden Schluss gekommen ist, schaltet die Kommission einen Gang zurück, so hat es jedenfalls den Anschein. Ärzte, die sich nicht dazu entschließen können, Komapatienten aktiv zu töten, seien dazu nicht verpflichtet, schreibt die Kommission beschwichtigend. Das bedeutet aber offenbar nicht, dass die Patienten dann am Leben bleiben können: „Die Kommission weist darauf hin, dass es Ärzte gibt, die es aus moralischen Gründen nicht gutheißen können, Medikamente in tödlicher Dosierung zu verabreichen. Sollte das Verabreichen dieser Mittel im Sinne einer adäquaten Sterbehilfe dennoch als notwendig angesehen werden (und die Diskussionen darüber sind kontrovers), empfiehlt es sich, eine angemessene Überweisung oder Übergabe der Behandlung zu veranlassen" (ebd., S. 104). Hier ist die Rede von einer juristisch nicht definierten „adäquaten Sterbehilfe". Offenbar beinhaltet diese bisweilen, dass das Leben eines nicht einwilligungsfähigen Patienten, der von seinem Arzt aufgegeben wurde, durch „die Verabreichung von Medikamenten in tödlicher Dosierung" oder anderweitiges Handeln beendet wird. Die Kommission weist auf die Uneinigkeit der Ärzte bezüglich der Legitimität dieses Vorgehens hin: „Die Diskussionen darüber sind kontrovers." Ohne die Gründe dafür darzulegen, kommt die Kommission dann aber zu dem Schluss, dass sich die Ärzte, die nichts von einer Lebensbeendigung halten, denjenigen fügen sollen, die sie als zulässig ansehen. Theoretisch hätte es ja auch umgekehrt heißen können: Angesichts der Uneinigkeit zieht die Kommission den Schluss, dass die Ärzte, die der Auffassung sind, lebensbeendendes Handeln sei zulässig, davon absehen sollten, weil es ihnen nicht gelungen ist, jeden ihrer Kollegen zu überzeugen. Doch ohne Erläuterung oder Abwägung entscheidet sich die Kommission für den anderen Weg: Lebensbeendigung soll erlaubt sein, die Andersdenkenden sollen sich damit abfinden. Und sie dürfen anschließend auch nicht versuchen, ihre eigenen Patienten vor „adäquater Sterbehilfe" zu beschützen, sondern sollen sie an Ärzte überweisen, die bereit sind, deren Leben zu beenden.

Menschen mit Demenz

Auch Menschen, die dement werden, verlieren unter Umständen ihre Einwilligungsfähigkeit und können nicht mehr um aktive Sterbehilfe oder Beihilfe zur Selbsttötung bitten. „Dürfen sie unter gewissen Bedingungen trotzdem getötet werden?", fragt die Ärztekommission.

Die in Pflegeheimen tätigen Ärzte sind in den Niederlanden sehr zurückhaltend, wenn es um lebensbeendende Maßnahmen geht. Die Vereinigung der Pflegeheimärzte (NVVA) lehnt eine Lebensbeendigung aufgrund von Demenz ab. Nur wenn ein dementer Patient zusätzlich noch an einer anderen schweren Erkrankung leidet, können sich die Pflegeheimärzte im äußersten Fall vorstellen, sein Leben zu beenden.

Das geht der Kommission zur Zulässigkeit lebensbeendender Maßnahmen nicht weit genug: „Obwohl es in den Grundzügen (…) deutliche Übereinstimmungen gibt, ist die Kommission der Ansicht, dass die kategorische Ablehnung einer aktiven Lebensbeendigung aufgrund einer schweren Demenz dieses komplexe ethische Problem nicht löst." Das ist ein erstaunlicher Satz, denn der Hinweis auf „dieses komplexe ethische Problem" ist an sich noch kein Argument für eine Lebensbeendigung. Mit dem gleichen Recht könnte man behaupten, eine Lebensbeendigung sei keine gute Lösung, weil das Leben mit einer Demenzerkrankung ein „komplexes ethisches Problem" sei. Beides könnte mit Argumenten begründet werden. Doch über diese erfahren wir nichts.

Dafür werden Formulierungen wie „komplexes ethisches Problem" verwendet, die zwar suggerieren, dass Ärzte gründlich nachdenken und sorgfältig handeln, aber bei genauerer Betrachtung keinerlei Argumente beinhalten. So wird nur der Anschein von Sorgfalt erweckt.

Einig sind sich Pflegeheimärzte und die Kommission darin, bei Demenz in manchen Fällen auf eine weitere Behandlung zu verzichten. Die Kommission plädiert dafür, darauf zu achten, auf welche Weise die medizinische Behandlung zur Lebensqualität des Patienten beiträgt. Der Begriff „Lebensqualität" sei umstritten, weil er ein Werturteil über das Leben eines anderen Menschen beinhalten könne. Andererseits könne das Außerachtlassen dieses Kriteriums dazu führen, dass lange Zeit weiterbehandelt und ein Leben verlängert wird, ohne dass der Patient wirklich davon profitiert. Als Kompromiss schlägt die Kommission vor, nicht auf die aktuelle Lebensqualität des dementen Patienten zu achten – über sie habe der Arzt nicht zu urteilen –, sondern auf das Plus an Lebensqualität, das die vorgeschlagene medizinische Behandlung dem Patienten bietet. „Das Leben des dementen älteren Menschen ist der Maßstab, an dem der Mehrwert eines fortzuführenden oder einzustellenden medizinischen Handelns gemessen wird. Der Maßstab selbst ist jedoch keiner Beurteilung unterworfen" (ebd., S. 123).

Auf eine Behandlung zu verzichten, ist also zulässig. Darf man in Zukunft auch einen Schritt weiter gehen und das Leben eines Demenzkranken aktiv beenden? Die Kommission beantwortet diese Frage in kleinen Schritten, bis beinahe jede Kategorie von Demenzkranken – mit oder ohne Patientenverfügung – für eine aktive Lebensbeendigung in Betracht kommt.

Sie beginnt mit Patienten, die eine Patientenverfügung verfasst haben, nach der im Falle einer Demenz aktive Sterbehilfe zu leisten ist. Wie das niederländische Gesetz zur Regelung der aktiven Sterbehilfe und der Beihilfe zur Selbsttötung aus dem Jahre 2001 später bestätigte, dürfen solche Patienten unter gewissen Bedingungen getötet werden. Ausschlaggebend dafür ist das Gut der Selbstbestimmung, das hier als Argument für aktive Sterbehilfe angeführt wird. Anschließend nimmt die Kommission Menschen in den Fokus, die dement sind und in der Vergangenheit keine Patientenverfügung verfasst, in Gesprächen oder Aufzeichnungen aber einen – nun rekonstruierbaren – Willen zum Ausdruck gebracht haben. Die Kommission hält es auch in diesen Fällen für denkbar, das Leben zu beenden, wenn neben der Demenz auch andere Symptome eines schweren Leidens vorliegen. Man versucht, dem Willen des Betroffenen zu entsprechen, wenn auch auf Umwegen.

Dann argumentiert die Kommission für die Möglichkeit, „in einer Notlage" das Leben von dementen Menschen zu beenden, die weder in einer Patientenverfügung um aktive Sterbehilfe oder eine Lebensbeendigung gebeten noch etwas gesagt oder geschrieben haben, aus dem sich ein entsprechender Wunsch rekonstruieren ließe. „Die Kommission ist der Ansicht, dass das Vorliegen einer schweren Demenz in dieser Situation *keine hinreichende* Bedingung für lebensbeendendes Handeln ist. Es muss sich wenigstens um eine erkennbare *Notlage* handeln, in der die Situation des Patienten mit der Menschenwürde unvereinbar ist und das Leiden des Patienten nicht auf annehmbare Weise abgewendet werden kann" (ebd., S. 139-140).

Aber was bedeutet „mit der Menschenwürde unvereinbar"? Zwei Absätze weiter formuliert es die Kommission ein wenig anders: „Wenn man weder über eine Willenserklärung noch über eine überzeugende Rekonstruktion des Patientenwillens verfügt, kann eine Begründung für lebensbeendendes Handeln im äußersten Fall in der Intention liegen, eine offensichtlich erniedrigende und nicht mit der Menschenwürde vereinbare Situation zu beenden." Hier wird unvermittelt ein neues Kriterium eingebracht: „offensichtlich erniedrigend". Dieses Kriterium wird aber weder erläutert noch begründet. Wer soll z. B. beurteilen, ob eine Situation „offensichtlich erniedrigend" ist? Die Ärzte werden an dieser Stelle nicht konkret, sondern kombinieren de facto nur ernst klingende Worte.

Psychiatriepatienten

Bei den meisten Selbsttötungen liegen nach Ansicht der Kommission psychische Störungen vor (ebd., S. 146ff.). Darf ein Arzt einem Patienten mit einer psychischen Störung helfen, sein Leben zu beenden? Bei dieser Kategorie von Patienten betrachtet die Kommission die Beihilfe zur Selbsttötung als die zu untersuchende Hilfeleistung, nicht aktive Sterbehilfe. Das Problem besteht aber auch hier darin, dass Menschen mit einer solchen Störung möglicherweise nicht einwilligungsfähig sind; es besteht das Risiko, dass ein Todeswunsch lediglich das Symptom einer Erkrankung ist.

Im Abschnitt „Die Legitimation des Arztes" erklärt die Kommission, warum ihrer Auffassung nach ein Arzt einem psychisch gestörten Patienten dennoch helfen darf, sich selbst zu töten. Auch hier formuliert die Kommission verworren und kommt wie aus heiterem Himmel zu ihrem Fazit, und auch hier ist es aufschlussreich, sich ihre Argumentation im Ganzen zu Gemüte zu führen.

„Bei der Behandlung eines Psychiatriepatienten kann sich nach geraumer Zeit deutlich zeigen, dass der Erfolg ausbleibt: Einstweilen lässt sich die Erkrankung zwar beeinflussen, sie kehrt aber immer öfter und heftiger zurück oder lässt sich (samt der entsprechenden Symptome) insgesamt nicht zufriedenstellend behandeln. Im Rahmen einer solchen länger andauernden Arzt-Patienten-Beziehung kann es vorkommen, dass die Heilungsperspektive und das Bemühen, den Tod abzuwenden, ihren Charakter verändern. Gerade die vorhergehende Mitwirkung an der Behandlung oder einem wichtigen Teil davon kann einen Psychiater moralisch dazu legitimieren, sich an der Hilfe zur Selbsttötung zu beteiligen. Die Kommission bemerkt dazu, dass neben der moralischen Legitimation auch medizinisch-professionelle Gesichtspunkte in Erwägung gezogen werden müssen. Darauf werden wir noch ausführlich zurückkommen. In diesem Zusammenhang hat die Kommission in ihren Diskussionspapieren auch darauf hingewiesen, dass allein der Arzt dem Patienten Zugang zu Medikamenten verschaffen darf, d. h. der Arzt ist der ‚Schlüsselhüter des Medizinschranks'. Dem will die Kommission jedoch keine entscheidende moralische Bedeutung beimessen, obwohl die faktische Rolle der Ärzte teilweise genau davon geprägt wird. Die primäre Legitimation einer ärztlichen Beteiligung lässt sich folgendermaßen formulieren: Medizinisches Wissen und Erfahrung sprechen dafür, dass suizidale Patienten einer Behandlung bedürfen. Diese führt jedoch nicht immer zu einem positiven Ergebnis. Dennoch sind die Patienten in der Erwartung und der Hoffnung darauf viele Jahre lang mit vorübergehendem oder begrenztem Erfolg behandelt worden. Wenn man nach einer fachgerechten Behandlung schließlich doch erkennen muss, dass eine Heilung (vom Todeswunsch) aus medizinischer

Sicht nicht zu erreichen ist, und wenn der Patient nunmehr ausdrücklich um Hilfe zur Selbsttötung bittet, liegt die Legitimation dafür in dem vorangegangenen medizinischen Behandlungsverlauf. Nach Ansicht der Kommission ist es als vertretbar zuzugestehen, dass der Psychiater in diesen Ausnahmefällen Hilfe zur Selbsttötung leistet. Die Kommission sieht diese Maßnahme jedoch ausdrücklich nicht als die Pflicht des Psychiaters, obwohl sie nachvollziehen kann, dass manche Psychiater sich hier in der Pflicht sehen" (ebd., S. 150).

Der vorletzte Satz enthält die wesentliche Schlussfolgerung: Psychiater dürfen ihren suizidalen Patienten helfen, sich selbst zu töten. Sie erlangen dieses Recht dadurch, dass sie diese Patienten bereits einige Zeit behandelt haben und mit ihrer Behandlung gescheitert sind.

Gewiss sei es möglich, dass ein Psychiatriepatient nicht einwilligungsfähig ist. Und eigentlich sei Hilfe zur Selbsttötung in einem solchen Fall nicht erlaubt, gesteht die Kommission ein. „Ein Psychiatriepatient, der schwer leidet und einen lang anhaltenden und konstanten Todeswunsch hat und dessen Leiden sich nicht auf akzeptable Weise abwenden lässt, entspricht womöglich nicht den striktesten Anforderungen, die man an die Einwilligungsfähigkeit stellen kann. Diese Tatsache ist nach Ansicht der Kommission nicht ausschlaggebend: Wenn es keine Behandlungsperspektive mehr gibt, der Patient schwer und unabwendbar leidet und er ausdrücklich und wiederholt seinen Todeswunsch äußert, wäre es unbarmherzig, die striktesten Anforderungen an seine Einwilligungsfähigkeit zu stellen. Man muss als Arzt bedenken, dass durch diese Anforderung das Leiden nicht abgewendet, sondern vermehrt wird." Von den strikten Bedingungen, die an die Hilfe zur Selbsttötung geknüpft werden, wird jene der Einwilligungsfähigkeit aufgegeben, weil es „unbarmherzig“ wäre, an ihr festzuhalten. Hier zeigt sich erneut, wie leicht Mitleid an die Stelle von Selbstbestimmung treten kann, wenn es um die Rechtfertigung einer Lebensbeendigung geht.

Manchmal werden Patienten zwangsweise in die Psychiatrie eingewiesen, um eine Selbstgefährdung zu verhindern. Es mag widersinnig erscheinen, dass Psychiater Menschen einsperren, um deren Selbsttötung zu verhindern, ihnen aber anschließend bei genau diesem Tun helfen. Die Kommission zur Zulässigkeit lebensbeendender Maßnahmen findet diese Praxis legitim, fügt aber noch hinzu, dass es naheliegend sei, den Patienten zuerst aus der Einrichtung, in die er zwangsweise eingewiesen wurde, zu entlassen und ihm anschließend beim Freitod zu helfen (ebd., S. 169.).

Babys

Auch zu Neugeborenen hat sich die Kommission geäußert. Manche Babys kommen schwer behindert oder krank zu Welt. Ärzte müssen in solchen Fällen entscheiden, ob sie ein Neugeborenes behandeln oder darauf verzichten wollen. Hier werden besonders viele der mannigfachen Beschlüsse gefällt, die den Tod ein Stück näherbringen und die unter dem Oberbegriff „Entscheidungen am Lebensende“ subsummiert werden: Manchmal entscheidet man sich, die Behandlung eines Neugeborenen gar nicht erst aufzunehmen, ein anderes Mal, eine begonnene Behandlung abzubrechen, was in beiden Fällen zum Tod führen kann; bisweilen verstärkt man auch die Schmerzbekämpfung und nimmt als Nebenwirkung in Kauf, dass das Neugeborene möglicherweise früher stirbt; dies alles wird unter dem Begriff „lebensverkürzendes Handeln“ zusammengefasst.

Ist die aktive Lebensbeendigung eines Neugeborenen als allerletzte Form „lebensverkürzenden Handelns“ ebenfalls zulässig? Die Kommission ist darüber geteilter Meinung.

Die Entscheidung, das Leben eines Neugeborenen aktiv zu beenden, ist nach Ansicht der Kommission nicht schwerwiegender als andere Entscheidungen am Lebensende. Wenn beispielsweise die Entscheidung getroffen wird, ein Neugeborenes nicht zu retten, ist diese Entscheidung die wesentliche. Lässt der Tod des Neugeborenen dann lange auf sich warten, darf sein Leben nach Ansicht mancher Ärzte aktiv beendet werden. Die Kommission betrachtet diese zweite Entscheidung als „konsequente Weiterführung der ersten Entscheidung“. Auch wenn es aktiv von einem Arzt getötet werde, sterbe das Kind letztlich an der Krankheit, argumentieren die Ärzte. Die Art und Weise, in der dies geschehe, sei „weniger relevant“ (ebd., S. 66-67).

Doch die Ärzte sind sich nicht einig. „Nach der anfänglichen Entscheidung, auf eine Weiterbehandlung zu verzichten (womit man das Sterben billigt), ist es für viele Ärzte inakzeptabel, tatenlos abzuwarten, bis das Kind durch eine zufällige Infektion von seinem Leiden erlöst wird. Anderen dagegen gilt die aktive Lebensbeendigung als ein völlig inakzeptabler Verstoß gegen die absolute Schutzwürdigkeit des Lebens. Angesichts der unterschiedlichen normativen Grundhaltungen wird sich in diesem Punkt nicht so schnell ein Konsens finden lassen.“

Obwohl der Bericht hier keine Tendenz vorgibt, kommt ihm in der Sache große Bedeutung zu (s. Kap. VI, S. 80f.).

1992 veröffentlichte die Vereinigung für Kinderheilkunde (NVK) den Bericht „Tun oder Lassen? Grenzen des medizinischen Handelns in der Neonatologie“ (Nederlandse Vereniging voor Kindergeneeskunde, 1992). Auch hier geht es darum, was Ärzte am Lebensende eines nicht einwilligungsfähigen Menschen entscheiden dürfen. Dürfen wir das Leben von Babys beenden, fragen sich die Ärzte und denken dabei an zwei Kategorien von Neugeborenen: erstens an Babys, bei denen von vornherein auf eine Behandlung verzichtet wird, weil sie aussichtslos ist; zweitens Neugeborene, bei denen eine medizinische Behandlung zwar lebensrettend sein könnte, deren Leben danach jedoch „unerträglich“[2] sei.

Die Ärzte, die an dem Bericht mitgewirkt haben, sind sich nicht einig darüber, was getan werden sollte, wenn einem Neugeborenen eine „schlechte Prognose“ gestellt wird. Manche sind der Ansicht, nur unter Umständen die Entscheidung treffen zu dürfen, die intensivmedizinische Behandlung eines Neugeborenen einzustellen und es eines natürlichen Todes sterben zu lassen. Andere befürworten auch eine Schmerzbekämpfung, die möglicherweise als Nebeneffekt zu einem frühzeitigeren Sterben beiträgt. Nur ein Teil der Ärzte denkt, das Leben Neugeborener notfalls auch aktiv beenden zu dürfen. Die Kommission ist sich also nicht einig, und nach guter niederländischer Sitte betonen ihre Mitglieder, die Erwägungen der jeweils Andersdenkenden zu respektieren.

Auch dieser nicht einstimmig verfasste Bericht hat bei zwei Prozessen eine große Rolle gespielt. Denn unter anderem auf ihn hatten die Richter ihr Urteil gestützt, die Ärzte hätten bei der Lebensbeendigung eines Neugeborenen nach gängigen medizinischen Erkenntnissen gehandelt (vgl. Kap. VI, S. 80f.).

Mitleid

Kurzum: Die unverlangte Lebensbeendigung ist unter Umständen erlaubt. Nach Auffassung der Ärztekommissionen,

2 Im Original: „onleefbaar“, d. h. in etwa „unmöglich zu leben“.

die sich in den Neunzigerjahren eingehend mit diesem Thema befasst hatten, ist das nicht so spektakulär, wie es auf den ersten Blick erscheinen mag. Für sie ist die Entscheidung für lebensbeendende Maßnahmen bei einem Menschen, der nicht darum gebeten hat, nur eine von vielen möglichen medizinischen Entscheidungen am Lebensende eines Patienten. Oft halten sie die vorangegangene Entscheidung, von einer Behandlung abzusehen oder sie einzustellen, für wesentlicher.

Die Kommission zur Zulässigkeit lebensbeendender Maßnahmen schließt sich der Argumentation des Theologen Kuitert an, dass zwischen einem Arzt, der die Entscheidung trifft, einen Patienten nicht weiter zu behandeln, und einem Arzt, der sich entscheidet, aktiv zu töten, kein großer Unterschied bestehe. Ist das Ergebnis denn nicht das gleiche?

Als Rechtfertigung für eine unverlangte Lebensbeendigung dient Mitleid, von der Ärztekommission manchmal auch als „Barmherzigkeit" bezeichnet. In allen Fällen, in denen die Ärzte eine Lebensbeendigung unter gewissen Umständen für zulässig halten, wollen sie das Leiden eines Patienten beenden. In den Fällen, in denen Patienten selbst um ihr Ende bitten können, wird die Selbstbestimmung als wichtige Rechtfertigung für die aktive Sterbehilfe angesehen. Kann ein Patient nicht um aktive Sterbehilfe bitten, wird daraus aber nicht immer gefolgert, dass eine Lebensbeendigung ausgeschlossen ist. Vielmehr wird nun auf das Gebot verwiesen, Leiden zu mindern. Ganz im Sinne der Entscheidung des Hohen Rats von 1984 wird nicht die Selbstbestimmung der Patienten, sondern das Mitleid des behandelnden Arztes zum ausschlaggebenden Faktor gemacht.

IV Die Zustimmung des Patienten – eine klare Grenze?

Ich habe schon am Ende von Kapitel II darauf hingewiesen, dass Erörterungen wie die der KNMG wenig wahrgenommen wurden. Die breite Öffentlichkeit in den Niederlanden versteht unter aktiver Sterbehilfe vor allem Sterbehilfe auf Verlangen und begreift das Ermöglichen derselben als Gebot der Selbstbestimmung.

Dabei sind nicht nur Ärzte zu dem Schluss gekommen, dass Sterbehilfe in manchen Fällen weiter gehen müsse: Gesundheitswissenschaftler, Philosophen und politische Aktivisten, die zunächst die strikte Beschränkung aktiver Sterbehilfe auf die Sterbehilfe auf Verlangen zu befürworten scheinen, geben diesen Standpunkt später oder an anderer Stelle zugunsten einer „liberaleren" Position auf. Bevor ich über die Gründe für solche Richtungswechsel spekuliere, möchte ich zunächst ein paar prominente Beispiele vorstellen.

„Nicht freiwillige[3] aktive Sterbehilfe ist Mord oder Totschlag." Das sind deutliche Worte, die Professor Leenen, ein einflussreicher Befürworter der aktiven Sterbehilfe, im Jahr 1977 aussprach. „Die strikte Einhaltung dieser Norm liegt nicht nur im Interesse des Einzelnen, sondern auch im Interesse der Allgemeinheit: Kranke und Gebrechliche sollen sich in unserer Gesellschaft nicht unsicher fühlen, dass über ihr Leben entschieden werden könnte, ohne sie einzubeziehen. In der einschlägigen Literatur wird die Überschreitung dieser Grenze gelegentlich zugestanden, wenn auch unter strikten Bedingungen. Doch aus der Perspektive

3 Die präzisere Definition „Levensbeëindiging zonder verzoek" („Lebensbeendigung ohne Verlangen") ist jüngeren Datums.

des Rechts und des Selbstbestimmungsrechts des Menschen ist keine Abweichung von dem Prinzip, aktive Sterbehilfe niemals ohne Zustimmung des Betroffenen leisten zu dürfen, akzeptabel" (Leenen 1977, S. 85). Leenen stand mit dieser Auffassung nicht allein, die Befürworter aktiver Sterbehilfe haben seit den Achtzigerjahren immer wieder laut und deutlich verkündet, dass aktive Sterbehilfe ausschließlich bei Menschen zulässig sei, die selbst darum bitten. Niemand brauche zu fürchten, dass andere über das Leben Betroffener urteilen, und niemand brauche sich vor einer unverlangten Lebensbeendigung zu ängstigen.

Der 2002 gestorbene Leenen hat sein Leben der Klärung von Patientenrechten gewidmet. Für ihn lag dabei immer der Schwerpunkt auf der Selbstbestimmung. „Weil der Mensch aufgrund seines Menschseins über das Selbstbestimmungsrecht verfügt, ist es nicht relevant, in welchem Umfang er das Selbstbestimmungsrecht ausüben kann. (…) Auch Minderjährige und geistig Behinderte verfügen über das Selbstbestimmungsrecht, selbst wenn sie in der faktischen Ausübung dieses Rechts eingeschränkt sind. Ihr Selbstbestimmungsrecht muss gleichermaßen respektiert werden, und es muss alles daran gesetzt werden, dieses Recht möglichst weitgehend zu realisieren. (…) Wenn dem Menschen die Entscheidung über sein eigenes Leben nicht selbst vorbehalten wäre, dann wären andere dazu berechtigt, darüber zu entscheiden" (Leenen, 2000, S. 32-33). Und das sei nicht zulässig, denn „das Selbstbestimmungsrecht des Menschen bildet die Grundlage der aktiven Sterbehilfe" (ebd., S. 306).

Doch im selben Buch schreibt Leenen auch das Gegenteil: „Es ist nicht auszuschließen, dass sich in manchen Fällen eine unverlangte Lebensbeendigung durch ein aktives Eingreifen des Arztes rechtfertigen lässt. Ein solcher Fall kann sich ergeben, wenn der Patient nicht ansprechbar ist oder ohne Aussicht auf eine Besserung schwer leidet und keine andere Möglichkeit zur Schmerzlinderung besteht. Zum Beispiel bei einem nicht mehr ansprechbaren Patienten, der in der Endphase einer metastasierenden Krebserkrankung unter schweren, nicht mehr zu bekämpfenden Schmerzen leidet und dessen Atemnot zum Erstickungstod zu führen droht. Der Arzt kann in dieser Situation in einen solchen Pflichtenkonflikt geraten, dass er in diesem Extremfall zu lebensbeendenden Maßnahmen übergeht" (ebd., S. 314). Der Arzt könne sich darauf berufen, dass er sich in einer Notlage befinde. Leenen, für den Selbstbestimmung immer im Vordergrund stand, rechtfertigt schließlich doch eine unverlangte Lebensbeendigung zur Leidensvermeidung.

Auch der protestantische Theologe Harry Kuitert, der seit 30 Jahren in der niederländischen Sterbehilfedebatte eine bedeutende Rolle spielt, spricht eine klare Sprache: „Wenn das Töten kein Töten auf Verlangen ist, handelt es sich um Mord oder Totschlag, also um eine Straftat, eine der unmoralischsten Handlungen, die man überhaupt begehen kann", sagt er unmissverständlich (Kuitert, 1981, S. 29). Wer daran rüttle, spiele mit dem Vertrauen in die Ärzte, fügt er streng hinzu. „Nur ‚auf Verlangen' sei es erlaubt, das Leben eines andern zu beenden, ‚ohne Verlangen' ist es nicht erlaubt. Allein die Treue zu diesem Prinzip kann verhindern, das Oma anfängt, sich vor ihrem Enkel, der Arzt und Mitglied der Niederländischen Vereinigung für freiwillige Euthanasie ist, zu fürchten."

Kuitert fährt fort: „Bedeutet das etwa, dass wir (bzw. die Ärzte und Krankenhausteams) alle am Leben erhalten müssen, die sich nicht mehr oder noch nicht äußern können?

Ich würde sagen: Ja natürlich, warum nicht? Wer würde sich denn noch voller Zuversicht ins Krankenhaus begeben oder mit ansehen, wie seine Verwandten ins Krankenhaus aufgenommen werden, wenn diese Frage nicht rundheraus mit ‚Ja' beantwortet würde" (ebd., S. 64-65).

Klare Worte. „Dem ist allein noch hinzuzufügen, dass irgendwann ein Zeitpunkt kommen kann, an dem eine medizinische Behandlung sinnlos wird, weil alles, was man noch versuchen könnte, nichts mehr zum Wohlbefinden des betreffenden Patienten beiträgt." Kuitert plädiert für eine Einstellung oder Nichtaufnahme der Behandlung, wenn sie medizinisch sinnlos ist. Das entspricht normalem medizinischen Handeln und klingt daher wenig spektakulär. „Ist also alles, was über die Einstellung oder Nichtaufnahme einer medizinisch sinnlosen Behandlung hinausgeht, unzulässig? In der Tat, das kann man meines Erachtens gar nicht stark genug unterstreichen. Doch das steht nicht zwangsläufig im Widerspruch dazu, dass Ärzte gelegentlich darüber hinausgehen." Dieser letzte Satz klingt seltsam – ist eine Lebensbeendigung ohne Verlangen nun inakzeptabel oder nicht? „In einem der letzten Kapitel werde ich auf die Einstellung von Reanimationsversuchen und die Einstellung – oder Nichtaufnahme – der Behandlung Neugeborener zu sprechen kommen."

Dort angekommen, schreibt Kuitert schließlich über die Reanimation: „Die Bereitschaft, sich ihr mögliches Scheitern einzugestehen und entsprechend zu handeln, bildet die Vorbedingung, überhaupt mit einer Reanimation beginnen zu dürfen. Innerhalb dieses Beurteilungsmodells kann das Ausschalten des Beatmungsgeräts oder sogar das Beenden eines Lebens nicht schlimmer (tadelnswerter) sein als die Tatsache, erst gar nicht mit einer Reanimation begonnen zu haben“ (ebd., S. 117). Und auch bei „schwer geschädigten“ Neugeborenen, deren Behandlung bereits aufgegeben ist, könne es manchmal zulässig sein, sie zu töten: „[W]enn ein ruhiges Sterbenlassen bedeutet, dass ein schwer geschädigtes Neugeborenes monatelang auf den sicheren Tod warten muss, sollte es dem Arzt möglich sein, ein solches Leben durch das Verabreichen gewisser Substanzen auf sanfte Weise zu beenden, ohne damit moralischen Schaden zu nehmen. Er übergeht damit keinerlei Interessen, da sie gar nicht mehr vorhanden sind. Umgekehrt könnten wir sagen: Er leistet den Eltern und dem Krankenhaus einen Dienst, indem er eine gemeinsam getroffene Entscheidung umsetzt“ (ebd., S. 123). Hier wird also eine Lebensbeendigung ohne Verlangen des Betroffenen befürwortet.

Nun, da sich Kuitert doch noch für eine Lebensbeendigung ohne Verlangen ausgesprochen hat, rechtfertigt er sie mit dem Verweis auf die Interessen der Klinik und der Eltern. Er rechtfertigt sie jedoch nicht mit denen des Kindes, denn das habe, so behauptet Kuitert, keine Interessen mehr. Der Gegensatz zu seinen vorherigen Äußerungen könnte nicht größer sein.

Offenbar fällt es schwer, lebensbeendendes Handeln allein auf diejenigen zu beschränken, die darum bitten, selbst wenn man das vorher laut und deutlich verkündet hat. Kuitert stimmt in den Chor derjenigen ein, die sich zu der Frage, ob eine Lebensbeendigung ohne Verlangen zulässig ist oder nicht, widersprüchlich äußern: Zunächst lehnt er sie entschieden ab, schließlich hält er sie aber trotzdem für erlaubt.

1993 machte sich Kuitert an eine Überarbeitung seines zwölf Jahre alten Buches über aktive Sterbehilfe. Aber schon bald entwickelte sich aus diesem Überarbeitungsprojekt ein neues Buch (Kuitert, 1993). Darin schenkte er der unverlangten Lebensbeendigung weit mehr Beachtung. Kuitert argumentierte, es sei nach wie vor ein Segen, dass die aktive Sterbehilfe bzw. die „Euthanasie“ in den Niederlanden als eine Lebensbeendigung auf Verlangen definiert worden sei. Das bedeute jedoch nicht, Lebensbeendigung ohne Verlangen gänzlich auszuschließen. Die Diskussion darüber haben wir nur „vor uns hergeschoben“, sagt Kuitert nunmehr. „Die dringend notwendige Diskussion über Lebensbeendigung wurde [durch diese Definition, GvL] auf eine Diskussion über Lebensbeendigung *auf Verlangen* eingeschränkt. Damit ist aktive Sterbehilfe auf der einen Seite nicht nur – worauf ich bereits hingewiesen habe – thematisierbar, sondern in den Augen eines großen Teils unserer Gesellschaft auch moralisch, juristisch und politisch realisierbar geworden. Von dieser Warte aus betrachtet, können wir für die Einbürgerung dieser Definition nur dankbar sein. (...) Andere Formen von Lebensbeendigung werden natürlich ebenfalls erwähnt, aber um die Angelegenheit nicht zu verunklaren, systematisch aus der Diskussion ausgeklammert“ (ebd., S. 14). Um die Diskussion „nicht zu verunklaren“, wird aktive Sterbehilfe also als Lebensbeendigung auf Verlangen dargestellt. Doch nun, nachdem sich aktive Sterbehilfe eingebürgert hat, ist nach Kuiterts Ansicht die Zeit reif, die vorher wegdefinierte Diskussion über unverlangte Lebensbeendigung in Angriff zu nehmen.

Obwohl der protestantische Ethiker in seinem Vorwort behauptet, sein Denken sei in diesen zwölf Jahren größtenteils gleich geblieben, erweist er sich nun, anders als zwölf Jahre vorher, als ausgesprochener Befürworter unverlangter Lebensbeendigung. Ein Patient, der sterben wird, kann um aktive Sterbehilfe bitten, und eine solche Bitte „vereinfacht für den Arzt die Entscheidungsfindung“, schreibt Kuitert, „er weiß, was sein Patient will, die Initiative geht sozusagen vom Patienten aus". Dann fügt der Autor allerdings hinzu: „Wenn der Patient jedoch keine Initiative mehr zeigt, weil er zu krank ist, verliert der Arzt damit nicht seine medizinische Verantwortung, im Gegenteil, er übernimmt die Initiative für den Patienten und entscheidet selbst, nach seiner beruflichen Erfahrung, ob die Stunde des bitteren Endes gekommen ist. Wenn er zu dieser Überzeugung gekommen ist, hilft er dem Patienten, aus dem Leben zu scheiden, auch wenn dieser ihn nicht darum bittet. Dazu sind Ärzte da. Ist das schockierend? Noch einmal: Ist die Alternative angesichts ihrer Unbarmherzigkeit nicht noch schockierender?" Das Einzige, was den frühen Kuitert, der Lebensbeendigung ohne Verlangen als Mord bezeichnete, mit dem späten Kuitert, der Lebensbeendigung ohne Verlangen als vornehmste Pflicht eines Arztes betrachtet, verbindet, ist die Entschiedenheit, mit der der Theologe seine Ansichten postuliert. Ob sich Oma nun doch noch vor ihrem Enkel fürchten muss, der Mitglied des Sterbehilfevereins NVVE ist, darauf geht der Theologe übrigens nicht mehr ein.

Auch Baroness H. van Till-d'Aulnis de Bourouill mischte in den Anfangsjahren der Debatte um die aktive Sterbehilfe mit. In ihrer damaligen Eigenschaft als Geschäftsführerin der Stiftung für Freiwillige Euthanasie (nicht zu verwechseln mit der Niederländischen Vereinigung für Freiwillige Euthanasie) bezeichnete sie aktive Sterbehilfe als Menschenrecht. In einem 1984 geführten Interview mit der Zeitung *Trouw* warnt sie allerdings vor nicht freiwilligen Formen der Lebensbeendigung: „Das Problem liegt darin, dass sich durch das Sterbenlassen oder Töten von Menschen ungeheuer viele, gewaltige Probleme in großem Stil geräuschlos, schnell und preiswert lösen lassen – durch die Tötung von Schwachen und Kranken. Die Gefahr, dass dies ausufert, ist daher immens groß." Ihr Fazit lautet daher: Lebensbeendigung muss auf diejenigen begrenzt bleiben, die darum bitten. Diese Befürworterin aktiver Sterbehilfe schreckt nicht einmal davor zurück, es als Nazipraxis anzuprangern, falls die Grenze zur nicht freiwilligen aktiven Sterbehilfe überschritten würde (so geschehen in einem weiteren Interview mit der Tageszeitung *Trouw*, erschienen am 20. Februar 1984).

Zugleich schließt sie nicht aus, dass unverlangte aktive Sterbehilfe in manchen Fällen sinnvoll sein kann. Bei Geisteskranken beispielsweise sollte nach ihrem Dafürhalten eine Lebensbeendigung nicht etwa aufgrund von deren Geisteskrankheit erlaubt werden, sondern wegen „sehr schwer erträglicher Umstände" wie Schmerzen, Atemnot, Hautjucken, Gestank und Ähnlichem. „Es ist meiner Ansicht nach nicht unbegründet anzunehmen, dass er [der Geisteskranke, GvL] unter solchen Zuständen ebenso leidet wie wir" (zit. nach Klijn, 1986).

Es ist keine Schande, dass die Baroness van Till-d'Aulnis de Bourouill, der Theologe Kuitert und der Medizinjurist Leenen ihre Meinung geändert haben. Es ist auch keine Schande, dass sie erst gegen und dann doch für die Möglichkeit einer Lebensbeendigung ohne Verlangen plädiert haben. Schließlich steht jedem Menschen das Recht zu, seine Meinung zu ändern. Es wäre lediglich gut gewesen, wenn sie erklärt hätten, warum sie ihre Meinung geändert haben und ihre frühere Warnung vor einer unverlangten aktiven Lebensbeendigung bei genauerer Überprüfung offenbar nicht mehr gelten soll. Das tun sie jedoch nicht; alle drei Befürworter der aktiven Sterbehilfe plädieren zunächst gegen eine unverlangte Lebensbeendigung, um dann, ohne nähere Erläuterung ihrer Beweggründe, ihre Meinung zu ändern und sich für eine unverlangte Lebensbeendigung einzusetzen.

Auch die Nationale Hausärztevereinigung scheint sich in den Achtzigerjahren zur aktiven Sterbehilfe klar positioniert zu haben: „Unserer Ansicht nach muss wirklich von Freiwilligkeit die Rede sein, da sonst die Gefahr einer Manipulation doch sehr hoch ist. Es kann nicht angehen, dass ein anderer als der Betroffene eine derart weitreichende Entscheidung fällt." Doch dann fährt sie fort: „In Hinblick auf Neugeborene und jüngere Minderjährige ergibt sich das Problem, dass sie niemals in der Lage waren, ihren Willen zu äußern. Leenen ist der Auffassung, dass eine Lebensbeendigung bei Neugeborenen daher unzulässig ist. Dieser Standpunkt erscheint uns zu weitgehend. Unter bestimmten Bedingungen sollten Eltern hier stellvertretend entscheiden dürfen." Weiter führt die Hausärztevereinigung aus: „In Bezug auf Komapatienten und gewisse Kategorien demenzkranker Senioren halten wir lebensbeendendes Handeln erst dann für zulässig, wenn es genügend Hinweise darauf gibt, dass der Betroffene – wenn er zu einer Willensäußerung in der Lage wäre – den Wunsch hätte, sein Leben zu beenden" (Staatscommissie Euthanasie, 1985, S. 76).

Das sind widersprüchliche Aussagen: Zunächst treten die Hausärzte dafür ein, aktive Sterbehilfe nur auf Verlangen zu erlauben, weil andernfalls die Gefahr der Manipulation „doch sehr groß" sei. Dann zählen sie die Kategorien nicht einwilligungsfähiger Personen auf, bei denen eine Lebensbeendigung auch ohne Verlangen durchgeführt werden dürfe, ohne auf die Frage einzugehen, wie die Manipulation, die die Hausärzte einen Absatz zuvor noch so sehr befürchtet haben, verhindert werden kann.

Offenbar führt die Anerkennung der Lebensbeendigung auf Verlangen in der Praxis nach einiger Zeit selbst bei denjenigen, die sich anfänglich entschieden dagegen ausgesprochen hatten, zu einer Anerkennung der Lebensbeendigung ohne Verlangen. Woran liegt das?

Eine ehrliche Antwort

Dass jemand erst die eine und dann die andere Meinung vertritt, kann natürlich rein strategische Gründe haben. In einigen Fällen lassen sich solche Beweggründe gut plausibel machen oder sogar nachweisen. So gelangte die Niederländische Vereinigung für freiwillige Euthanasie (NVVE) in einer Kommission unter der Leitung des NVVE-Vorsitzenden Prof. P. Muntendam 1978 zu dem Fazit, dass „der Unterschied zwischen freiwilliger und unfreiwilliger aktiver Sterbehilfe nicht mit dem Unterschied zwischen zulässiger und unzulässiger aktiver Sterbehilfe zusammenfällt, dass freiwillige und unfreiwillige Sterbehilfe nahe beieinander liegen". Der abschließende Satz lautete: „Die Kommission sieht es jedoch nicht als ihre Aufgabe an, in diesem Bericht näher darauf einzugehen" (Muntendam 1978, S. 34-35). Frei interpretiert steht hier: In manchen Fällen ist unfreiwillige aktive Sterbehilfe zulässig, sie schließt sich der freiwilligen aktiven Sterbehilfe an, aber lassen Sie uns jetzt nicht darüber reden.

Im Dezember 1990 sprach die spätere Gesundheitsministerin Els Borst-Eilers, Parteimitglied von D66 und damals die Vorsitzende des Gesundheitsrats, auf einem kleinen Kongress in Maastricht. Man stellte ihr die Frage, warum bei aktiver Sterbehilfe das Ersuchen der Betroffenen erforderlich ist. Die niederländische Sterbehilfepraxis werde doch immer damit gerechtfertigt, dass es ihr Ziel sei, Schmerz zu vermeiden. Unter Schmerzen könnten aber auch Menschen leiden, die ihren Willen nicht mehr äußern und daher auch um nichts mehr bitten können, gab der Fragesteller zu bedenken. Müsse es dann nicht auch möglich sein, diese Menschen, wenngleich ungefragt, ebenfalls von ihren Leiden zu erlösen?

Borst antwortete darauf: „Es war eine Frage der Taktik, mit dieser Kategorie zu beginnen. Dadurch wurde es möglich, nach und nach eine allgemeine Akzeptanz aktiver Sterbehilfe zu erreichen." Dabei versteht sie unter „diese Kategorie" einwilligungsfähige Menschen, die selbst um aktive Sterbehilfe bitten können. Borst sagt also, dass der Fokus auf Selbstbestimmung in der Sterbehilfedebatte reine Taktik war.

Der damalige Generalsekretär des Ärzteverbands KNMG, Th. M. G. van Berkestijn, fügte hinzu, dass das Interesse an einer Entkriminalisierung der Lebensbeendigung auf Verlangen darauf ziele, anschließend zu Fällen übergehen zu können, in denen Menschen nicht in der Lage sind, um aktive Sterbehilfe zu bitten. „Auf die Frage, ob das impliziere, dass man nach der Entkriminalisierung der eng definierten aktiven Sterbehilfe zu nicht-freiwilligen Fällen übergehen würde, lautet die Antwort: Ja, unter streng einschränkenden Bedingungen."[4]

Der anwesende amerikanische Professor Alexander Morgan Capron bemerkte hierzu in seinem Bericht: „Das war ein Augenblick (...), in dem uns bei der Offenherzigkeit unserer Gastgeber ein Schauer den Rücken hinunterlief."

Das ethische Problem

Ich denke, dass nicht in allen Fällen strategische Überlegungen ausschlaggebend dafür sind, dass jemand erst die eine und

4 Diese Episode wird geschildert in Wachter, 1992, S. 23-30. De Wachter hatte eine Tagung von sieben niederländischen und sieben ausländischen Experten organisiert. Alexander Morgan Capron nahm an dieser Tagung teil und berichtet darüber in: Morgan Capron, 1992, S. 30-33. Auch John Keown gehörte zu den Teilnehmern, doch für die Zitate von Borst und van Berkestijn verweist er auf Alexander Morgan Capron (Keown, 2002, S. 149).

dann die andere Meinung vertritt. Meines Erachtens gibt es auch eine ethische Schwierigkeit, Sterbehilfe auf Verlangen zu erlauben, unverlangte Sterbehilfe aber nicht.

Auf diese Schwierigkeit machten bereits 1985 zwei Querköpfe aufmerksam. In jenem Jahr veröffentlichte die „Staatskommission Euthanasie“ ihr Gutachten zur aktiven Sterbehilfe – das Gutachten, in dem auch die Definition von „Euthanasie“ auf die aktive Sterbehilfe auf Verlangen eingegrenzt wurde (s. Kap. II, S. 33). Unter sehr strikten Auflagen und nur wenn die Betroffenen selbst darum bäten, sollte aktive Sterbehilfe zulässig sein, riet diese Kommission. Das werde scheitern, warnten die beiden Kommissionsmitglieder Klijn und Nieboer, die gegen dieses Votum stimmten. Innerhalb kürzester Zeit werde man sehen, „dass Leben auch unverlangt beendet wird“, prophezeiten sie: „Das alles ist nicht unbegreiflich. Denn es drängt sich auf, Empathie mit Menschen zu empfinden, die ihren Willen nicht äußern können. Die strikte Handhabung des Freiwilligkeitskriteriums lässt sich – zumindest auf die Dauer – denjenigen gegenüber nicht glaubwürdig als Grenze verteidigen, die sie als eine Diskriminierung jener Menschen empfinden, die ihren Willen nicht äußern können“ (Staatscommissie Euthanasie, 1985, S. 253). Anders ausgedrückt: Warum müssen nicht einwilligungsfähige Menschen Schmerzen leiden, wenn einwilligungsfähige Menschen um aktive Sterbehilfe bitten dürfen? Wer Letzteres, die Lebensbeendigung ohne Verlangen, nicht will, darf mit Ersterem, der Lebensbeendigung auf Verlangen, gar nicht erst anfangen, warnten die beiden. Denn: Das eine ergebe sich aus dem anderen. Den beiden gelang es jedoch nicht, den Rest der Kommission zu überzeugen. Die Mehrheit war der Ansicht, dass die Erlaubnis einer Lebensbeendigung auf

Verlangen nicht unbedingt auf eine Freigabe unverlangter Lebensbeendigung hinauslaufe. Letzteres sei strikt untersagt, erklärte die Kommission entschieden, um, in ein und demselben Bericht, doch noch eine Ausnahme zu machen: Patienten, die in einem irreversiblen Koma lägen, dürften unverlangt getötet werden.

Es ist offensichtlich, dass ein Patient, der im Koma liegt oder sich in einem andauernden vegetativen Zustand befindet, nicht um aktive Sterbehilfe ersuchen kann. Die Mehrheit der Kommissionsmitglieder lieferte mit ihrer Haltung so den Beweis, dass die warnende Minderheit Recht hatte.

V Unverlangte Sterbehilfe in den Niederlanden – die beunruhigenden Fakten

Sterbehilfe ohne die Einwilligung des Betroffenen findet in den Niederlanden nicht nur auf dem Papier und als theoretische Erörterung von Expertenrunden statt, sondern ganz real – und sie wird juristisch kaum geahndet.

Dass in den Niederlanden auch unverlangt Menschenleben beendet werden, wissen wir aus Umfragen. Seit 1991 werden regelmäßig Befragungen über die Entscheidungen durchgeführt, die Ärzte kurz vor dem Lebensende ihrer Patienten fällen. Gefragt wird nicht nur nach aktiver Sterbehilfe und Beihilfe zur Selbsttötung, sondern nach allen medizinischen Entscheidungen, die kurz vor dem Tod des Patienten getroffen werden: vom Verzicht auf Behandlung oder den Einsatz starker Schmerzmittel bis zu aktiven, lebensbeendenden Maßnahmen (Van der Maas et al., 1991). Es handelt sich um eine intelligente Studie, die zum Teil aus schriftlichen Fragen besteht, mit denen man eine zufällig ausgewählte, anonymisierte Gruppe von Ärzten konfrontiert hatte. Sie wurden gebeten, einen bestimmten aktuellen Todesfall aus ihrer Praxis zu beschreiben, wobei sie die Zusicherung erhielten, dass ihre Antworten in keiner Weise auf sie zurückführbar sein würden und sie daher keine strafrechtlichen Konsequenzen zu befürchten hätten. Diese Umfragen vermitteln einen Einblick in ärztliches Handeln und die sich darin spiegelnden Trends.

Es handelt sich hier um einen Versuch, herauszufinden, was tatsächlich vor sich geht. Betrachten Sie die Untersuchung als Krönung niederländischer Offenheit und Diskussionsbereitschaft: Wir in den Niederlanden wissen wenigstens, was vor sich geht. Im Ausland gibt es keine vergleichbaren Studien. Das macht die Niederlande zu einem einzigartigen Experimentierfeld, von dem die ganze Welt lernen kann.

Schätzungsweise tausendmal, das bedeutet in 0,8 Prozent aller Todesfälle, verabreichte ein Arzt 1990 in den Niederlanden ein Medikament ausdrücklich zu dem Zweck, das Leben eines Patienten zu beenden, ohne dass dieser ausdrücklich danach verlangt hätte. Das Wort „ausdrücklich" spielt hier eine wichtige Rolle. Wenn ein Arzt ein Medikament lediglich zur Schmerzlinderung verabreicht und dabei als mögliche Nebenwirkung bewusst in Kauf nimmt, den Tod seines Patienten zu riskieren, bedeutet das nicht, dass er damit dessen Sterben „ausdrücklich" beschleunigt. Gemeint sind hier also nur die Fälle, in denen ein Arzt ein Medikament zuerst und vor allem zu dem Zweck verabreicht, das Leben des Patienten zu beenden. Bei den meisten dieser unverlangten Lebensbeendigungen waren die Patienten nicht einwilligungsfähig und konnten daher auch nichts verlangen. Doch in 14 Prozent dieser Fälle waren die Patienten, deren Leben durch die tödliche Dosis eines Medikaments unverlangt beendet wurde, sehr wohl einwilligungsfähig. Der Arzt war, ohne sie nach ihrer Meinung zu fragen, zu dem Urteil gelangt, dass er ihrem Leben besser ein Ende bereiten sollte. Begründungen für ein solches Vorgehen lauteten: „Ein Gespräch hätte mehr geschadet als genutzt" oder „dieses Vorgehen war eindeutig das Beste für den Patienten" (ebd., S. 45-47).

Der Brite John Keown, der schon seit Jahren die niederländische Situation verfolgt, urteilt: „Die Studie belegte stichhaltig, dass sich binnen sechs Jahren nach Erlass der Richtlinien für aktive Sterbehilfe auf Verlangen die unverlangte aktive

Sterbehilfe verbreitete.[5] Das rühre einerseits von den vagen und unpräzisen Richtlinien für freiwillige aktive Sterbehilfe her, die sich nicht dazu eigneten, ihre Einhaltung zu erzwingen. Andererseits sei es aber auch darauf zurückzuführen, dass die freiwillige aktive Sterbehilfe offensichtlich nicht auf der Selbstbestimmung des Patienten basiert; vielmehr hält man das Prinzip für rechtmäßig, das Leben bestimmter Patienten zu beenden, weil sie es nicht wert sind zu leben" (Keown, 2002, S. 123).

Auch die deutsche Wissenschaftlerin Birgit Reuter hat sich zu den Zahlen geäußert. Sie betont, dass diese Entwicklung absehbar gewesen sei, weil die Sterbehilfe in den Niederlanden nicht durch das Selbstbestimmungsrecht des Patienten gerechtfertigt werde, sondern durch den Notstand des Arztes, der der Auffassung sei, Leid vermeiden zu müssen. Im Zentrum stehen der Arzt und dessen Mitleid. „Die Weichen zu dieser Entwicklung stellte das höchste niederländische Gericht, indem es entschied, dass die ärztliche Mitleidstötung wegen Notstands gerechtfertigt sein kann. In der Annahme eines ärztlichen Notstands liegt bereits die Zulassung un- bzw. nicht-freiwilliger aktiver ärztlicher Sterbehilfe, weil das Verlangen bzw. die Einwilligung des Getöteten völlig irrelevant ist für die Frage, ob *der Arzt* in einem Notstand gehandelt hat" (Reuter, 2001, S. 235) .

John Keown wird von niederländischen Experten gelegentlich in einer Fußnote kritisiert, die Argumente Birgit Reuters werden in den Niederlanden gar nicht diskutiert.

Die Untersuchung aus dem Jahre 1991 wurde mehrmals wiederholt. Wurden 2001 noch 950 Fälle unverlangter Lebensbeendigung gezählt, so ermittelte die Studie aus dem Jahr

5 Keown spricht von „voluntary active euthanasia", hier übersetzt als „aktive Sterbehilfe auf Verlangen", und „non-voluntary active euthanasia", hier übersetzt als „unverlangte aktive Sterbehilfe".

2005 Lebensbeendigungen ohne ausdrückliches Verlangen des Patienten in schätzungsweise 550 Fällen, also in 0,4 Prozent aller Todesfälle dieses Jahres (Onwuteaka-Philipsen et al., 2007). 2010 sank die Zahl der unverlangten Lebensbeendigungen weiter auf 0,2 Prozent aller Todesfälle bzw. auf etwa 300 Tötungen (Onwuteaka-Philipsen et al., 2012, Van der Heide et al., 2012).

Offenbar wurden die Ärzte im Lauf der Jahre in Bezug auf die unverlangte Lebensbeendigung zurückhaltender. „1990 gab ein Viertel aller niederländischen Ärzte an, schon einmal ohne ausdrückliches Verlangen des Patienten lebensbeendende Maßnahmen vorgenommen zu haben, während ein weiteres Drittel angab, ein solches Handeln für denkbar zu halten. 1995 und 2001 waren diese Prozentanteile deutlich gesunken. Im Jahr 2005 hatten der Studie zufolge nur sechs Prozent aller Ärzte lebensbeendende Maßnahmen ohne ausdrückliches Verlangen ihrer Patienten vorgenommen, und nur sieben Prozent der Ärzte hielten ein solches Vorgehen für denkbar" (Onwuteaka-Philipsen et al., 2007, S. 111). Das ist ein starker Rückgang, der den Eindruck erweckt, dass die Ärzte von der in den Neunzigerjahren gängigen Praxis abrücken.

Politische und juristische Reaktionen auf Fälle unverlangter Sterbehilfe

Das Seltsame ist: Als 1991 ersichtlich wurde, dass auch unverlangte Lebensbeendigungen vorkommen, wurde in den Niederlanden selbst nicht viel Aufhebens darum gemacht. Obwohl es in der öffentlichen Debatte immer hieß, ein Leben dürfe nur auf Verlangen des Patienten beendet werden, riefen die erwähnten Zahlen kaum Proteste hervor. Doch das ist kein Wunder. Denn sowohl die Verfasser der Studie als auch die Kommission, die sie in Auftrag gegeben hatte, begannen sofort nach der Veröffentlichung, die schockierenden Resultate zu relativieren. Der Oberstaatsanwalt beim Obersten Gerichtshof Prof. J. Remmelink und die spätere niederländische Gesundheitsministerin Els Borst schrieben in ihrem Bericht beispielsweise: „Die Kommission merkt zunächst an, dass das aktive Eingreifen eines Arztes in Fällen, in denen kein Ersuchen um eine Beendigung des Lebens vorliegt, oft aufgrund der Todesnöte des Patienten unvermeidlich ist. Daher hat die Kommission das lebensbeendende Handeln des Arztes in diesen Situationen als *stervenshulp* bezeichnet“ (Maas et al., 1991, S. 32). „Stervenshulp“ ist kein juristisch definierter Begriff in den Niederlanden, soll aber offenbar zur Rechtfertigung dafür herangezogen werden, dass Ärzte gelegentlich das Leben von Menschen beenden, die nicht darum gebeten haben. Das Handeln der Ärzte wurde von der Kommission als Lebensbeendigung im Moment eines unabwendbar einsetzenden Versagens lebenswichtiger Organe dargestellt. Eine Lebensbeendigung unter solchen Umständen müsse als normales medizinisches Handeln betrachtet werden, argumentierte die Kommission. Ja, mehr noch: In diesen Fällen sei die unverlangte aktive Sterbehilfe schlicht „unvermeidlich“.

Die weitere Begründung der Kommission ist vielsagend: „Dass unter diesen Umständen kein Verlangen nach einer Lebensbeendigung ausgesprochen wurde, macht die Entscheidungsfindung nur komplizierter als in den Fällen, in denen ein beständiges, freiwilliges und sorgfältig durchdachtes Verlangen nach einer Beendigung des Lebens zum Ausdruck gebracht wird. Der Umstand, der das Eingreifen in beiden Situationen letztlich rechtfertigt, ist das unabänderliche, schwere Leiden.“ Die Remmelink-Kommission sagt hier eigentlich: Mitleid sei der Grund dafür, dass Ärzte in manchen Fällen das Leben ihrer Patienten beenden dürfen. Die Zustimmung der Person, die zu ihrem eigenen Besten getötet wird, mache es zwar einfacher, sei dabei aber nicht unbedingt erforderlich. Mitleid, nicht Selbstbestimmung bildet den Kern der niederländischen Praxis der Lebensbeendigung.

Aus medizinischer Sicht bestehe „kein großer Unterschied" zwischen einer verlangten und einer unverlangten Lebensbeendigung, argumentiert die Remmelink-Kommission, „da es sich in beiden Fällen um Patienten handelt, die schwer leiden" (Maas et al., 1991, S. 32). Das stimmt jedoch nur, wenn man eine rein medizinische Perspektive einnimmt. Aus dieser Perspektive erscheint den Ärzten aktive Sterbehilfe vor allem als einen Akt der Fürsorge für ihre Patienten.

Aus juristischer Sicht sollte man erwarten, dass es sehr wohl ein Unterschied ist, ob ein Patient um seinen Tod gebeten hat oder nicht. Aber wie haben der niederländische Gesetzgeber, die Staatsanwaltschaft und die Richter auf die Fälle unverlangter Lebensbeendigung reagiert? Wurden diese Fälle tatsächlich als Mord beurteilt?

Nein, im Gegenteil. Regierung, Parlament, Staatsanwaltschaft und Richter verhielten sich größtenteils passiv. Sie überließen den Ärzten die Initiative und schlossen sich häufig dem an, was die Ärzte dachten, schrieben und taten. Bei Gericht und im Parlament etwa trat man die Initiative an die Ärzte ab, die in medizinischen Kommissionen die Grenzen ihres Handelns festzulegen versuchten. So lief es bei der schleichenden Legalisierung der aktiven Sterbehilfe und der Beihilfe zur Selbsttötung, bei der sich die richterliche Macht und schließlich auch die Gesetzgebung an der vorgefundenen medizinischen Praxis orientierten, und so läuft es auch bei ganz realen Fällen von Lebensbeendigung ohne Verlangen.

Die meisten Fälle, in denen sich ein Arzt in den Niederlanden dafür entscheidet, das Leben eines Patienten ohne dessen ausdrückliche Bitte zu beenden, kommen nicht vor Gericht. Wenn Ärzte das Leben eines Patienten unverlangt beenden und diese Maßnahme melden (was sie keineswegs immer tun), wird häufig das Verfahren von der Staatsanwaltschaft eingestellt. Manchmal hält die Staatsanwaltschaft auch andere Fälle für wichtiger. Im Februar 1992 etwa entschied die Oberstaatsanwaltschaft, einen ihrer Kollegen zu unterstützen, nachdem dieser von einem Ermittlungsverfahren gegen einen Arzt abgesehen hatte, der das Leben eines Komapatienten beendet hatte. Der Justizminister erklärte sich damit ebenfalls einverstanden (Griffiths et al., 2008, S. 118). Im November desselben Jahres entschied die Oberstaatsanwaltschaft, gegen einen anderen Arzt, der einen Komapatienten getötet hatte, ebenfalls von einem Ermittlungsverfahren abzusehen, weil die Tötung „faktisch dem Einstellen einer medizinisch sinnlosen Behandlung gleichkam" (Keown, 2002, S. 118).

Wenn die Strafverfolgungsbehörde aber ein Ermittlungsverfahren einleitet, kommen die Richter zum Zug. Doch die Fälle, in denen die Justiz aktiv wird, werden in der Regel flexibel gehandhabt: Der Amsterdamer Arzt van Oijen etwa beendete 1997 das Leben einer komatösen Patientin, die im Sterben lag. Die Frau hatte nicht selbst darum ersucht, doch da sie schon lange mit dem Tod rang, hatten ihre Töchter den Arzt gebeten, das Leiden ihrer Mutter zu beenden.

Ein solches Ansinnen aus dem Familienkreis ist nicht ungewöhnlich. Bei der Evaluation des Sterbehilfegesetzes im Jahr 2005 stellten die Wissenschaftler fest, dass die Ärzte in elf Prozent der Fälle von aktiver Sterbehilfe „die Bitte oder den Wunsch der Familie" als einen der „wichtigsten Gründe für aktive Sterbehilfe oder die Hilfe zur Selbsttötung" bezeichnet hatten (Onwuteaka, 2007, S. 104). Laut Sterbehilfegesetz ist eine Bitte der Familie jedoch völlig unerheblich.

Van Oijen hatte ein – übrigens abgelaufenes – unter bestimmten Umständen tödlich wirkendes Medikament bei sich, das er der Patientin auf der Stelle verabreichte. Anschließend gab er auf dem Totenschein an, die Frau sei eines natürlichen Todes gestorben. Diese Lebensbeendigung entsprach nicht den Bedingungen des Sterbehilfegesetzes. Der Richter verurteilte van Oijen jedoch lediglich wegen seiner Falschangaben zur Todesursache zu einer Bewährungsstrafe. Außerdem sprach er von einem strafbaren Mord, verhängte jedoch für die Lebensbeendigung keine Strafe und fügte hinzu, dass sich das Handeln des Arztes von der Sache her nicht mit einem Mord vergleichen lasse. Das Gericht behauptete sogar, van Oijen habe gewissenhaft gehandelt. Das Berufungsgericht urteilte etwas strenger: Es verhängte wegen Mordes eine zur Bewährung ausgesetzte Freiheitsstrafe, jedoch ebenfalls mit der Bemerkung, van Oijens Tat sei kein richtiger Mord gewesen. Allein die Tatsache, dass die Patientin nicht um aktive Sterbehilfe gebeten habe, sei noch kein Grund, von Mord zu sprechen. Das Gericht rügte vor allem die Lüge hinsichtlich der Todesursache. Van Oijen ging wegen seiner Verurteilung in Revision. Der Hohe Rat, der Oberste Gerichtshof der Niederlande, bestätigte aber das Gerichtsurteil.

Obwohl van Oijen in fast allen Punkten gegen bestehende Regelungen zur aktiven Sterbehilfe verstoßen hatte, wurde er nach der Urteilsverkündung von vielen als Märtyrer betrachtet. Ben Crul, ein Hausarzt, der die niederländische Praxis der aktiven Sterbehilfe im französischen Fernsehen zuvor mit dem Hinweis auf die Selbstbestimmung der Patienten verteidigt hatte, beeilte sich nun, auch diesen Fall zu rechtfertigen. Crul, Chefredakteur des Ärzteblattes *Medisch Contact*, vertrat die Auffassung, dass es sich hier nicht um Mord, sondern um „Stervenshulp“, d. h. Beistand beim Sterben gehandelt habe. Auch die NVVE ergriff für van Oijen Partei. Das Strafrecht sei für derart komplexe Fälle in der Praxis „zu statisch“, meint die Vereinigung heute und macht damit klar, dass die „strikten“ Bedingungen, an die aktive Sterbehilfe geknüpft ist, in der Praxis vom Tisch gewischt werden dürfen. Der Ärzteverband KNMG behauptete, van Oijen habe „integer“ gehandelt. Solche Fälle unverlangter Lebensbeendigung sollten besser von den Gerichten ferngehalten und von regionalen Kontrollkommissionen beurteilt werden.

Vielleicht wird von Oijen so engagiert verteidigt, weil er in der niederländischen Sterbehilfebewegung populär ist. Bereits 1994 hatte er im Mittelpunkt der niederländischen TV-Dokumentation „Tod auf Verlangen“ (Originaltitel *Dood op verzoek*) gestanden, in der zum ersten Mal die aktive Sterbehilfe gefilmt worden war (Autor des Films war Maarten Nederhorst, Auftraggeber die Interkirchliche Rundfunkanstalt der Niederlande).

Ein Arzt kann sich offenbar den Teufel um die „strikten Kriterien“ für aktive Sterbehilfe scheren und trotzdem das Vertrauen des juristischen und medizinischen Establishments genießen. Die Alarmglocken, die eigentlich laut schrillen sollten, wenn Ärzte illegal ein Leben beenden, versagen diesen Dienst.

Der Groninger Professor für Rechtssoziologie John Griffiths weist ebenfalls auf die geringen Strafen und die halb entschuldigenden Formulierungen hin, wenn Ärzte wegen eines Fehlverhaltens im Umgang mit ihren sterbenden Patienten verurteilt werden. Griffiths kommt zu dem Schluss, dass das Strafrecht eine zu stumpfe Waffe ist, um Ärzte, die über das Lebensende anderer entscheiden, kontrollieren zu können (Griffiths et al., 1998, S. 273). In der Praxis der unverlangten Lebensbeendigung spielt die richterliche Gewalt offenbar keine große Rolle.

Das Sterbehilfe-Gesetz von 2001

„Es ist vollbracht", verkündete die niederländische Gesundheitsministerin Els Borst am Karfreitag des Jahres 2001, nachdem es ihr gelungen war, das Gesetz zur Regelung der aktiven Sterbehilfe und der Beihilfe zur Selbsttötung durch das niederländische Parlament zu bringen.[6] Regularien, die niederländische Richter seit 1984 in mehreren Streitfällen zur aktiven Sterbehilfe und zur Beihilfe zur Selbsttötung entwickelt hatten, fanden nun auch in der Gesetzgebung ihren Niederschlag.

Als erstes Land weltweit wagten die Niederlande damit den letzten Schritt zur Legalisierung der aktiven Sterbehilfe.[7] Das Gesetz, das Ministerin Borst durch das niederländische Parlament gebracht hat, gilt als Kronjuwel ihrer Partei. Die in den turbulenten Sechzigerjahren gegründete Partei *Democraten 66* (D66) hält sich zugute, ideologisch nicht festgelegt zu sein und dem Individuum weitreichenden Freiraum einzuräumen. Ihr ist es zu verdanken, dass Ärzte in den Niederlanden aktive Sterbehilfe oder Beihilfe zur Selbsttötung leisten dürfen. Dabei darf ein Arzt das Leben seines Patienten entweder beenden, indem er ihm Medikamente in tödlicher Dosis verabreicht, oder indem er ihm Medikamente zur Verfügung stellt, die es

6 Einige Kritiker warfen Ministerin Borst vor, ihre Wortwahl sei ein Zitat der letzten Worte, die Jesus nach der biblischen Überlieferung gesprochen hatte, bevor er starb. Aber Borst entschuldigte sich: Sie habe diese Worte Jesu gar nicht gekannt.

7 Bald darauf zogen Belgien und Luxemburg nach. In der Schweiz sowie in den amerikanischen Bundesstaaten Washington, Oregon und Montana hat sich mittlerweile die etwas weniger weitreichende Möglichkeit der Beihilfe zur Selbsttötung etabliert: In der Schweiz ist es jedem Bürger erlaubt, bei einem Suizid zu assistieren, wohingegen in den drei amerikanischen Bundesstaaten allein Ärzte ihren Patienten bei der Selbsttötung behilflich sein dürfen.

ihm ermöglichen, seinem Leben selbst ein Ende zu setzen. Als wichtigste Bedingungen dafür gelten:

- dass der Arzt von dem Patienten mit Sterbewunsch darum gebeten wurde;
- dass der Arzt von dem aussichtslosen und unerträglichen Leiden des Patienten überzeugt ist und
- dass er sich zuvor von mindestens einem Fachkollegen hat beraten lassen.
- Außerdem muss der Arzt sein Handeln melden, woraufhin eine Kontrollkommission die Einhaltung der oben genannten Bedingungen prüft. Das Handeln des Arztes muss allen aufgezählten Bedingungen entsprechen. Ist das nicht der Fall, wird die Angelegenheit der Staatsanwaltschaft übergeben.

Im Jahr 2012, dem letzten Jahr, für das statistische Daten vorliegen, haben Ärzte 3.965 Fälle gemeldet, in denen ein Patient durch aktive Sterbehilfe gestorben ist, 185 Fälle, in denen der Patient Beihilfe zur Selbsttötung von seinem Arzt erhalten hat, und 38 Fälle, in denen der Arzt eine Mischung aus aktiver Sterbehilfe und Beihilfe zur Selbsttötung gemeldet hat. Das sind insgesamt fast drei Prozent aller Todesfälle in den Niederlanden (Regionale Toetsingscommissies Euthanasie 2012)[8].

Nun sind in den Niederlanden alle Formen der Lebensbeendigung tatsächlich an Bedingungen geknüpft, die von den Befürwortern als „strikt" oder sogar „sehr strikt" bezeichnet werden. Doch in der niederländischen Praxis werden diese offenbar gelegentlich gelockert, übergangen und beiseite geschoben.

8 Der Jahresbericht 2012 der Regionalen Prüfungskommissionen für aktive Sterbehilfe ist in deutscher Übersetzung im Internet einsehbar: *http://www.euthanasiecommissie.nl/Images/JV.RTE2012.duDEF2_tcm52-39101.pdf* (letzter Aufruf Februar 2014).

Die frühere Justizministerin Winnie Sorgdrager, Mitglied der links-liberalen Partei D66 und bis zum 1. Januar 2008 Vorsitzende einer regionalen Kommission, die gemeldete Fälle von aktiver Sterbehilfe und Beihilfe zur Selbsttötung auf ihre Rechtmäßigkeit hin überprüft, zeigt sich flexibel, wenn es um die Einhaltung von Regeln geht. In einem Artikel der seriösen Zeitung *Trouw* schildert sie, wie sie gelegentlich ins Zweifeln geriet, wenn sie energische Unterschriften unter den Sterbehilfegesuchen von Patienten sah, die so krank waren, dass sie kaum noch einen Stift halten konnten. „Manchmal findet man darauf so kraftvolle Unterschriften von Sterbenden, dass sich einem die Frage aufdrängt, vom wem diese Unterschriften eigentlich stammen. Die Kommissionen sind keine Ermittlungsbehörden, aber wenn wir mehr oder weniger davon überzeugt sind, dass ein anderer unterschrieben hat, hinterlässt das doch ein ungutes Gefühl" (Sordrager, 2008, S. 1-3). Und was unternimmt Sorgdrager dann? Reicht sie den Fall zur Prüfung an die Staatsanwaltschaft weiter? Keineswegs, denn die Bitte um aktive Sterbehilfe muss gar nicht schriftlich vorliegen, es genügt schon, wenn sie mündlich zum Ausdruck gebracht wurde. Daher findet Sorgdrager es auch nicht weiter schlimm, wenn ihr ein unterzeichnetes schriftliches Ersuchen um aktive Sterbehilfe vorgelegt wird, bei dem die Unterschrift ihrer Meinung nach höchstwahrscheinlich gefälscht ist. Wenn in den Niederlanden eine Kontrollkommission grünes Licht für aktive Sterbehilfe gibt, wie in den Fällen, in denen die Unterschrift mutmaßlich gefälscht wurde, werden diese Fälle der Staatsanwaltschaft gar nicht vorgelegt, sodass sich auch kein Richter damit befassen kann.

Hier geht es um eine wichtige, vom Gesetz vorgeschriebene Rahmenbedingung der aktiven Sterbehilfe: Es geht um die Frage, ob das Leben wirklich auf Verlangen des betroffenen

Patienten beendet wurde. Obwohl die Handschrift unter dem Ersuchen vermutlich nicht die seine ist, beschließt Sorgdragers Kontrollkommission dennoch, grünes Licht zu geben und diese Fälle von aktiver Sterbehilfe zu billigen. Das Erstaunlichste an dem Vorgang ist der Umstand, dass Winnie Sorgdrager ihren Artikel in *Trouw* gerade in der Absicht verfasst hat, den hervorragenden Umgang ihres Landes mit Sterbehilfe und Beihilfe zum Suizid zu rühmen.

Diese Ausführungen blieben auch nicht unwidersprochen. Der Ethiker Theo Boer, eines von drei Mitgliedern der Kontrollkommission, deren Vorsitz die Ex-Ministerin innehatte, erklärte, er selbst hätte es vorgezogen, die geschilderten Fälle der Staatsanwaltschaft zu übergeben. Die Kommission entschied mehrheitlich dagegen. Ausschlaggebend für diese Entscheidung war einerseits der bereits erwähnte Umstand, dass das Sterbehilfegesetz streng genommen gar keine schriftliche Willenserklärung verlangt. Andererseits hatten die beteiligten Ärzte in früheren Fällen, in denen die Kommission das Zustandekommen einer Unterschrift hinterfragt hatte, jedes Mal deren Echtheit bestätigt. Weil eine Kontrollkommission keine Ermittlungsbefugnis hat, entschied man sich dafür, in diesen Fällen das Wort des Arztes als ausschlaggebend zu betrachten (diese Information erhielt ich in einem Gespräch mit Theo Boer am 19. Februar 2008).

Ist es nicht seltsam, dass der niederländische Staat zwar die von ihm aufgestellten Regeln für das Parken von Fahrrädern, das Rauchen in Kneipen und das Baumfällen in Privatgärten durchsetzt, aber nicht die ebenfalls von ihm aufgestellten Regeln für die lebensbeendenden Maßnahmen von Ärzten?

Wie konnte es dazu kommen?

VI Aktive Sterbehilfe bei Neugeborenen – die Rolle der Ärzte

Wer kontrolliert die Ärzte, wenn das Strafrecht als Waffe zu stumpf ist? Wer entscheidet, wie weit ein Arzt gehen darf? Das niederländische Gesetz verbietet eine Lebensbeendigung ohne Verlangen. Dennoch wird sie durchgeführt. Und in einigen rechtlichen Grundsatzentscheidungen wurden Ärzte, die das Leben eines Patienten unverlangt beendet hatten, freigesprochen. In der niederländischen Praxis liegt die Kontrolle des eigenen Handelns in der Hand der Ärzte. Sie bestimmen die Grenzen ihres Handelns selbst.

Am Beispiel der Lebensbeendigung bei Neugeborenen lässt sich besonders gut und detailliert verdeutlichen, wie es in den Niederlanden so weit kommen konnte.

Mitte der Neunzigerjahre wurde der Fall Prins verhandelt. Es ging dabei um die Tötung eines 1993 geborenen Mädchens. Es hatte einen offenen Rücken, einen Wasserkopf (Hydrocephalus), Fehlbildungen der Hände und Füße und einen gelähmten Unterkörper. Sein Weinen und seine verkrampfte Haltung wiesen nach Ansicht des Arztes auf Schmerzen hin. Da man auf eine medizinische Behandlung verzichtete, beschränkte sich die Lebenserwartung des Kindes auf wenige Monate. Wegen der Schmerzen und auf Bitten der Eltern beendete der Gynäkologe Prins das Leben des Kindes nach drei Tagen.

Weniger um den Arzt zu bestrafen, als um das Recht fortzuentwickeln, wies die Justizministerin die Staatsanwaltschaft an, ein Ermittlungsverfahren einzuleiten. Das Gericht sprach den Mediziner in einem Berufungsverfahren jedoch frei, weil er sich in einer Notlage befunden habe. Es sah es als wesentlich an, dass bereits vor der Lebensbeendigung die Entscheidung gefallen war, das Kind nicht weiter zu behandeln. Es wäre auf jeden Fall in absehbarer Zeit gestorben, doch bis dahin hätte man die Schmerzen bekämpfen müssen. Dazu befragte Experten erklärten dem Gericht, dass Schmerzbekämpfung zwar möglich gewesen wäre, sich aber nachteilig ausgewirkt hätte. Ein Experte sagte, eine Schmerzbekämpfung wäre „medizinisch sinnlos" gewesen, weil man das Baby bereits aufgegeben hatte. Das Gericht folgte diesem Gutachten und kam zu dem Schluss, dass eine „medizinische Behandlung in Form von Schmerzbekämpfung medizinisch nicht sinnvoll" gewesen wäre. Es urteilte daher, der Arzt habe mit seiner Entscheidung, das Leben des Kindes zu beenden, „nach wissenschaftlich fundierten medizinischen Erkenntnissen und in Übereinstimmung mit den medizinethisch geltenden Normen gehandelt" (Hof Amsterdam, 1996, S. 30-36).

Ein Jahr später kam ein ähnlicher Fall vor Gericht, die Anklage gegen den Hausarzt Kadijk. Hier ging es um ein Neugeborenes, das mit der sehr schweren Behinderung Trisomie 13 geboren worden war, einer Behinderung, die in 90 Prozent aller Fälle innerhalb des ersten Lebensjahres zum Tod führt und zahlreiche Krankheitssymptome auslöst. Das Mädchen hatte eine Lippen- und Gaumenspalte, zwei Haut- und Schädeldefekte, eine kielförmige Stirn, schlecht funktionierende Nieren, fehlgebildete Hände und Finger, tief liegende Ohren und schräg stehende Augenschlitze; nach der Geburt erlitt es einen Herzstillstand und hatte Mühe mit dem Atmen. Arzt und Eltern entschieden sich, das Kind nicht zu behandeln, sondern es mit nach Hause zu nehmen, wobei man davon ausging, dass es nur wenige Monate leben würde. Zu Hause stülpte sich die Hirnhaut des Mädchens aus dem Schädel, was weitere Schmerzen verursachte. Daraufhin entschied der Hausarzt in Absprache mit den Eltern, das Leben des Kindes zu beenden.

Wiederum um die Rechtsprechung weiterzuentwickeln, wies die Justizministerin die Staatsanwaltschaft erneut an, ein Ermittlungsverfahren gegen den Arzt einzuleiten. In der Berufungsinstanz urteilte das Gericht auch hier, dass der Arzt in einer Notlage gewesen sei. Das Gericht orientierte sich an zwei ärztlichen Berichten, die sich bereits früher eingehend mit den Grenzen ärztlichen Handelns auseinandergesetzt hat-ten (s. Kap. III). „Aus dem Bericht ‚Tun oder lassen? Grenzen des medizinischen Handelns in der Neonatologie' der Niederländischen Vereinigung für Kinderheilkunde geht hervor (...), dass in einer Situation, in der nach reiflicher Überlegung wegen der geringen Qualität seines späteren Lebens von einer medizinischen Behandlung eines Neugeborenen primär abgesehen wurde und in der dieses Neugeborene daraufhin nicht in absehbarer Zeit gestorben ist, kein Konsens über dessen vorsätzliche Lebensbeendigung erreicht werden kann. Nahezu alle Kinderärzte respektieren jedoch die Auffassung derjenigen, die diese Option wählen, auch wenn sie diese für sich selbst nicht verantworten können." Auch der Bericht der sogenannten Kommission zur Zulässigkeit lebensbeendender Maßnahmen (s. Kap. III, S. 49f.) diente dem Gericht als Begründung dafür, den Arzt nicht schuldig zu sprechen. Das Gericht zitierte die Ärztekommission: „Wenn eine Situation eintritt, in der Leiden unnötig verlängert und/oder vermehrt wird, kann es nach Meinung der Kommission tatsächlich moralisch vertretbar sein, aktive Sterbehilfe zu leisten." Der Arzt habe also so gehandelt, wie es seine Kollegen in ihren Berichten für zulässig erachteten. Damit sei den medizinethisch geltenden Normen Genüge getan, erklärte das Gericht (Hof Leeuwarden, 1996, S. 284-291).

Es ist bemerkenswert, dass das Gericht zu diesem Schluss kam, obwohl die ärztlichen Berichte nicht einhellig sind. Die Gegner der Lebensbeendigung, die es unter den niederländischen Ärzten gewiss gibt, setzen sich nicht entschieden genug zur Wehr, ganz im Gegenteil: Sie glauben, sie müssten die Auffassung ihrer Kollegen, für die eine Lebensbeendigung durchaus im Rahmen des Denkbaren liegt, respektieren. Daraus zog das Gericht den Schluss, dass die Lebensbeendigung für Ärzte offenbar eine erlaubte Option ist. Auf diese Weise konnte ein Teil der niederländischen Ärzte einen Dammbruch herbeiführen, nach dem eine unverlangte Lebensbeendigung nun möglich ist.

Seither wurden ähnliche Fälle, in denen das Leben von Neugeborenen beendet wurde, von der Staatsanwaltschaft nicht mehr verfolgt (Bood, 2007). Die beiden erwähnten Prozesse haben der unverlangten Lebensbeendigung Neugeborener Tür und Tor geöffnet.

Dabei ist man hier der gleichen Argumentation gefolgt, die sich das Oberste niederländische Gericht, der Hohe Rat, schon bei der Zulassung aktiver Sterbehilfe in den Niederlanden zu eigen gemacht hatte: Es wird behauptet, dass ein Arzt bisweilen in eine Notlage gerät, wenn sein Patient schwer leidet und er wenig für ihn tun kann, außer dessen Leben zu beenden. Hier wird noch einmal deutlich, welch immense Reichweite dieses Urteil des Hohen Rats von 1984 hat, mit dem die „höhere Gewalt im Sinne einer Notlage" Einzug in die niederländische Sterbehilfediskussion gehalten hatte. „Höhere Gewalt im Sinne einer Notlage" bietet das Schlupfloch dafür, Maßnahmen, die gesetzlich nicht erlaubt sind, unter gewissen Umständen dennoch zu gestatten.

2005 stützte sich die Regierung auf die Rechtsfälle Prins und Kadijk, als sie eine zentrale Expertenkommission einsetzte, um die Beendigung des Lebens Neugeborener zu kontrollieren: die „Kommission Spätabtreibung und Lebensbeendigung bei Neugeborenen" (*Commissie late zwangerschapsafbreking en levensbeëindiging bij pasgeborenen*). Für viele vielleicht überraschend waren es ausgerechnet zwei christdemokratische Politiker, die 2005 eine „zentrale Expertenkommission" einsetzten, um Fälle, in denen das Leben Neugeborener beendet wurde, zu überprüfen. Die weitverbreitete Vorstellung, dass Christen und christliche Politiker ausnahmslos *pro life* sind und einer Lebensbeendigung ablehnend gegenüberstehen, lässt sich im Fall der Niederlande nicht bestätigen. Staatsekretärin Ross-van Dorp vom Ministerium für Gesundheit, Wohlfahrt und Sport sowie Justizminister Donner, beide CDA-Mitglieder, unterrichteten die Zweite Kammer, das Abgeordnetenhaus, am 29. November 2005 darüber, dass sie eine solche Kommission einsetzen werden. Ein Vorsitzender, ein Ethiker und drei Ärzte sollten in Zukunft die Fälle überprüfen, in denen das Leben Neugeborener beendet wurde. Aufgabe der Kommission sei es, gemeinsam fachkundig zu beurteilen, ob ein Arzt, der ein schwer krankes oder behindertes Neugeborenes getötet und sein Vorgehen gemeldet hat, seine Sorgfaltspflicht erfüllt hat. Ihr Gutachten sollte anschließend an die Staatanwaltschaft weitergeleitet werden.

Donner und Ross-van Dorp reagierten auf ein Ersuchen des Ärzteverbands KNMG, der Niederländischen Vereinigung für Kinderheilkunde NVK und der Sterbehilfeorganisation NVVE, der Niederländischen Vereinigung für ein freiwilliges Lebensende, vom 29. Januar 2003, in dem diese die Regierung zur Etablierung eines Kontroll- und Meldeverfahrens für unverlangte Lebensbeendigung drängten.

Dafür gab es tatsächlich gute Gründe, denn in der Praxis kamen bereits seit Jahren Lebensbeendigungen bei

Neugeborenen vor, ohne dass diese Fälle der Staatsanwaltschaft zu Kenntnis gelangt waren. In den Fällen, die der Staatsanwaltschaft tatsächlich gemeldet wurden, sah diese von einer Strafverfolgung ab. Die Lebensbeendigung bei Neugeborenen wurde also durchgeführt, aber nicht kontrolliert. So gesehen war die Einführung einer zentralen Expertenkommission eine Maßnahme, die eine Kontrolle ermöglichte.

Donner und Ross-van Dorp begannen ihr Schreiben an die Abgeordneten mit dem Hinweis, Lebensbeendigung ohne Verlangen sei nicht erlaubt und strafbar. Das war eine klare Aussage. Doch sie argumentierten weiter, dass ein Arzt in manchen Fällen, in denen der kleine Patient stark leide, in eine sehr problematische Situation geraten könne, in der er einerseits das Leiden des Kindes beenden wolle, andererseits aber dessen Recht auf Leben respektieren müsse. Eine solche Situation könne man als Notlage bezeichnen, weshalb der Arzt tun dürfe, was gesetzlich eigentlich nicht erlaubt ist: das Leben des Kindes beenden. Donner und Ross-van Dorp übernahmen im Folgenden den Katalog an Sorgfaltspflichten, der in den Fällen Prins und Kadijk aufgestellt worden war, aber mit dem vorsorglichen Hinweis versehen, dass diese Pflichten nicht allzu strikt aufgefasst werden müssten: „Nicht jeder Verstoß gegen die Sorgfaltsnormen führt zwangsläufig zur Strafverfolgung." Zu allem Überfluss hatten die beiden Kabinettsmitglieder der Expertenkommission noch die Anweisung mit auf den Weg gegeben, in besonderer Weise das zu berücksichtigen, was bisher von ärztlicher Seite bereits zu diesem Thema gesagt worden war.

Kurz gefasst: Zwei Ärztekommissionen schreiben Gutachten zur Frage der Zulässigkeit einer Lebensbeendigung bei Neugeborenen, in denen keine Einhelligkeit erreicht wird. In zwei Rechtsfällen stützen sich die Gerichte auf diese Gutachten und kommen zu dem Urteil, dass die Ärzte, die das Leben behinderter Neugeborener beendet hatten, nicht zu verurteilen seien, da sie nach gängigen medizinischen Erkenntnissen gehandelt hätten. Darauf stützt die Staatsanwaltschaft in der Folge ihre Politik, künftig in ähnlichen Fällen kein Ermittlungsverfahren mehr einzuleiten. Und darauf stützt die Regierung schließlich ihre Auffassung, eine Lebensbeendigung bei Neugeborenen sei nach gängigen medizinischen Erkenntnissen in manchen Fällen erlaubt.

Gerichte und Regierung folgten also den Empfehlungen der Ärzte. Und wo diese sich nicht einig waren, folgten sie denjenigen, die dazu bereit waren, am weitesten zu gehen.

Im Folgenden darf ein Arzt, der sich an die festgelegten Sorgfaltspflichten hält, die gesetzlich verbotene Lebensbeendigung bei Neugeborenen vornehmen – wobei er diese Sorgfaltspflichten nicht wirklich strikt beachten muss.

Zur Beruhigung ergänzten Donner und Ross-van Dorp, dass die Staatanwaltschaft vom Gutachten der Kommission abweichen dürfe. Wenn die Kommission also erkläre, ein Arzt habe seine Sorgfaltspflicht in jeder Hinsicht erfüllt, könne die Staatsanwaltschaft, sollte sie anderer Auffassung sein, dennoch ein Ermittlungsverfahren einleiten und den Fall einem Strafrichter vorlegen. Auf diese Weise sei eine Kontrolle weiterhin gegeben.

Donner und Ross-van Dorp verwendeten in ihrem Schreiben zur Lebensbeendigung bei Neugeborenen noch weitere beschwichtigende Formulierungen. Sie schrieben beispielsweise: „Das Leben ist schützenswert. Auch das Leben Behinderter." Die von ihnen formulierten Regeln in Bezug auf die Beendigung des Lebens schwer kranker oder behinderter Babys stehen jedoch klar im Widerspruch zu dieser Aussage.

Die beruhigenden Worte des Ministers und der Staatssekretärin konnten daher auch nicht jeden überzeugen. So wandte sich beispielsweise der niederländische Verein für motorisch Behinderte und deren Eltern, BOSK, am 8. Dezember 2005 mit einem wütenden Brief an das Parlament. Der Verein schrieb, er habe die Staatssekretärin doch gerade um eine Regelung gebeten, mit der die Rechte schwerbehinderter Kinder und die Position von deren Eltern gestärkt werden. Dieser Bitte sei sie jedoch absolut nicht nachgekommen. Das „aussichtslose und unerträgliche Leiden", das laut Ross-van Dorp und Donner vorliegen müsse, um das Leben eines kranken oder behinderten Kindes zu beenden, sei aus der Sicht der BOSK-Mitglieder ein subjektiver Tatbestand. Aus eigener Erfahrung wüssten diese Behinderten und ihre Eltern, dass Ärzte mitunter nicht wirklich vorhersagen können, wie sich ein krankes Kind entwickelt, wenn es am Leben bleibt. „Der BOSK (hat) zahlreiche Erklärungen direkt Betroffener zur Lebensqualität gehört, die den Ansichten und ‚Prognosen' der Mediziner oft diametral widersprechen." Auch die Aussage, ein Verstoß gegen die Sorgfaltspflicht führe nicht zwangsläufig zur Strafverfolgung, fand der Verein nicht gerade beruhigend.

Um möglichst anschaulich zu machen, worum es hier eigentlich geht, möchte ich im Folgenden zwei Einzelfälle schildern, über die ausführliche Informationen vorliegen.

Das kurze Leben von Cas, der mit Spina bifida geboren wurde

„Meine damalige Frau bemerkte es als Erste. ‚Es fühlt sich nicht gut an', sagte sie, ‚er tritt viel weniger als unser erstes Kind'. Auf der Ultraschallaufnahme, die drei Wochen vor der Geburt gemacht worden war, konnte man erkennen, dass er einen offenen Rücken hatte." Dirk Paardekooper erzählt von seinem zweiten Sohn Cas. „Die Ärzte meinten, vielleicht wäre etwas mit seinen Beinen nicht in Ordnung und/oder mit seinem Verstand, womöglich könnte er auch inkontinent sein." Die werdenden Eltern überlegten, dass sie dann wohl ein Kinderzimmer im Erdgeschoss brauchen würden. „Wir dachten über Lösungen nach, denn sonst wird man verrückt."

Am Donnerstag, dem 7. Februar 2003, wurde Cas im Universitätsmedizinischen Zentrum Groningen (UMCG) geboren. Dirk Paardekooper: „Ich war vorher ein bisschen ängstlich, aber als ich ihn sah, liebte ich ihn sofort." Seine Beinchen lagen in einer Zwangshaltung, unten an seinem Rücken befand sich eine große Blase, dort, wo der Rücken nicht richtig geschlossen war.

„Unsere Perspektive war damals noch: Ein paar Monate bleibt er zur Behandlung im Krankenhaus, und dann sehen wir weiter. Aber schon am ersten Tag sagten die Ärzte: ‚Wenn sein Herz aussetzt, möchten wir ihn lieber nicht reanimieren, denn dann ist auch vieles andere bei ihm nicht in Ordnung.' Dieser Argumentation konnten wir uns anschließen. Am zweiten Tag sagten die Ärzte das Gleiche über seine Lungen. Daraufhin haben wir auch entschieden, dass Cas bei Aussetzen der Lungenfunktion nicht beatmet werden soll. Jeden Tag wurde der Blick des Arztes besorgter. Und mit jedem Tag fühlten wir uns gestresster. Aber natürlich haben wir ihm weiterhin vorgesungen, ihm Geschichten erzählt und mit ihm geschmust."

„Eines Sonntags nahmen wir zum ersten Mal seinen großen Bruder mit ins Krankenhaus, er war damals sechs. Er hat ihn danach fast täglich besucht."

„Am Dienstag kam der Arzt und sagte: ‚Wir raten Ihnen, ihn nicht behandeln und ihn sterben zu lassen. Die offene Stelle am Rücken sitzt sehr tief, weshalb man nicht sagen kann, ob er jemals wird sitzen können, und er wird sein ganzes Leben in einem Pflegeheim verbringen müssen'", erzählt Dirk Paardekooper. Ob Cas auch geistig behindert ist, konnten die Ärzte noch nicht feststellen. Sie meinten aber, das könnten die Eltern im Falle seines Überlebens nur hoffen, denn dann würde er wenigstens nicht mitbekommen, wie wenig er im Vergleich zu den Menschen in seiner Umgebung konnte. „Dass sie das zu uns sagten, war sehr brutal, aber auch sehr ehrlich."

„Sehr wichtig fanden wir, dass er große Schmerzen haben würde. Sein Rückgrat würde verwachsen, und durch den eingesunkenen Brustkorb bekäme er Atembeschwerden."

Die Eltern mussten nun überlegen, ob sie den Ärzten zustimmen sollten. Cas hätte leben und vermutlich gut 60 Jahre alt werden können. Sein Vater erinnerte sich an seine Überlegungen: „60 Jahre mit all den Schmerzen, mit der Bettlägerigkeit und den ganzen Einschränkungen. Zuhause wäre das nicht zu machen, er müsste in ein Pflegeheim, und dort könnten wir nur ein oder ein paar Mal die Woche vorbeikommen."

Die Eltern fragten sich, ob sie selbst ein solches Leben aushalten würden, und erkannten, dass das nicht der Fall war. „Nein, das würden wir nicht aushalten, dann dürfen wir das auch nicht von unserem Kind verlangen", entschieden Dirk Paardekooper und seine damalige Frau. „Aber gefühlsmäßig ist es anders: Aus dem Elterninstinkt heraus will man ihn festhalten und mit nach Haus nehmen." Sein Vater glaubt gleichwohl auch heute noch, dass das nicht in Cas' Interesse gewesen wäre. „Es war eine unmögliche Entscheidung, und wir haben das kleinere Übel gewählt."

„Ich stand unter der Dusche und betete: Gott, wenn das die falsche Entscheidung ist, dann lasse bitte das Wasser rot werden. Denn das war die schwerste Entscheidung meines Lebens." Die Ärzte erzählten uns von Eltern, die sich anders entschieden hatten und heute nur in der Sprechstunde zu sagen wagten, dass ihre Entscheidung falsch gewesen war.

Am Mittwochmittag bekam Cas Schmerzmittel, durch die er sofort ins Koma fiel. Der Arzt erklärte, dass Cas' Herz es irgendwann nicht mehr schaffen werde. Es könne ein paar Stunden oder auch noch Monate dauern. „Damals sagten wir: ‚Ein paar Monate, das halten wir nicht aus.'" Dirk Paardekooper berichtet, wie seine damalige Frau und er mit ansahen, wie mühsam ihr kleiner Sohn atmete. „Ab und zu wurden seine Lippen blau, und er atmete langsamer. Wir sagten dann: ‚Geh nur, Cas, geh zurück zur Quelle'. Aber dann holte er plötzlich wieder tief Luft."

„Sie hatten gesagt: ‚Wenn das unerträglich wird, ist eine Lebensbeendigung eine Option.' Am Abend sagten wir: ‚Nein, wir können das nicht mehr mit ansehen. Seit dem Ultraschall vor vier Wochen stehen wir unter Hochspannung, wir können nicht mehr.'" Am Mittwoch, dem 12. Februar, gab ein Arzt Cas um 21.45 Uhr eine Spritze, eine Viertelstunde danach starb er. Das UMCG verzichtete auf einen Kommentar zu diesem Fall.

„Bevor er ins Koma fiel, war er ein fröhliches, großes Baby von gut zehn Pfund. Ich habe noch ein Foto von ihm, auf dem er sich sehr kräftig auf seine Ärmchen stützt. Sein Oberkörper war sehr stark."

Am Morgen nach Cas' Tod sprach die Ärztin noch einmal mit den Eltern. „‚Sie haben die richtige Entscheidung getroffen', sagte sie. Aber für uns fühlte sich das nicht so an", berichtet Dirk Paardekooper. „Dann ließen wir seinen großen Bruder kommen, mit der Oma, und erklärten ihm, dass Cas sehr krank gewesen war und die Ärzte ihn nicht gesund machen konnten. Man kann einem sechsjährigen Kind nicht erklären, dass es auch noch ein großes ethisches Dilemma gab und man seinen Bruder hat töten lassen."

„Stellt sich jetzt heraus, dass wir es nicht hätten tun sollen?", fragte sich Dirk Paardekooper, als Ärzte vom Universitätsmedizinischen Zentrum Rotterdam Kritik äußerten (s. Kap. VII, S. 95f.). Ihrer Auffassung nach war es in diesem und in ähnlichen Fällen nicht nötig, das Leben eines Neugeborenen mit Spina bifida zu beenden, wenn das Kind keine Schmerzen hat. „In diesem Punkt konnte Groningen uns beruhigen. Sie sagten dort, dass Cas sehr wohl Schmerzen gehabt habe. Außerdem war ihnen die Prognose über seine Lebensqualität wichtig. In Rotterdam haben sie doch eine sehr formale Auffassung: Wenn jetzt keine oder nur geringe Schmerzen bestehen, darf man nichts unternehmen." Die öffentliche Diskussion zwischen den Kinderärzten begrüßt Dirk Paardekoper sehr. Was ihm große Schwierigkeiten macht, sind die Unterschiede zwischen den Krankenhäusern bei Babys wie Cas: „Das eine Krankenhaus behandelt die Kinder automatisch entsprechend seiner Weltanschauung, das andere lässt die Eltern entscheiden. So eine wichtige Entscheidung sollte in der Verantwortung der Eltern liegen."

Das Baby mit Epidermolysis bullosa

In diesem im Jahr 2009 gemeldeten Fall ging es um ein Baby mit Epidermolysis bullosa, einer schweren Hautkrankheit. Die von Ross-van Dorp und Donner eingesetzte Kommission Spätabtreibung und Lebensbeendigung bei Neugeborenen, welche die Staatsanwaltschaft bei den gemeldeten einschlägigen Fällen berät, schrieb, dass das Kind zunehmend unter Blasenbildungen und Ablösungen der Haut gelitten habe. Seine Pflege, selbst das Windelwechseln, verursachte ihm Schmerzen. Das Kind trank immer weniger, und sein Zustand verschlechterte sich zusehends. „Anfangs befand sich das Kind aufgrund von Schmerzlinderung und Sedierung, einige Pflegesituationen ausgenommen, in einem erträglichen Zustand. Es war auch eine Entwicklung erkennbar. Das Kind reagierte gut auf seine Eltern, konnte Gegenständen mit den Augen folgen und lachte. Es verlor jedoch immer mehr an Gewicht, und es gelang immer seltener, ihm ein erträgliches Leben zu ermöglichen. Wegen der Medikamente erbrach es sich immer öfter. Zudem wurde es so schwach, dass es kaum noch die Augen öffnete und die Einnahme von Medikamenten ihm immer schwerer fiel."

Wie aus dem detaillierten Gutachten hervorgeht, das die Kommission zu diesem Fall veröffentlichte, drängte der Vater früher als die Mutter darauf, lebensbeendende Maßnahmen zu ergreifen (Commissie late zwangerschapsafbreking en levensbeëindiging bij pasgeborenen, 2009). „Der Vater äußerte den Wunsch einer aktiven Lebensbeendigung bei seinem Kind drei Wochen und einen Tag nach dessen Geburt, beim ersten Arztgespräch nach der Wiederaufnahme des Kindes in das Krankenhaus X. Er hielt das Leiden des Kindes für unerträglich. Die Mutter sagte zu diesem Zeitpunkt, dass sie ihr Kind am liebsten mit Hilfe schmerzstillender Mittel hinübergleiten lassen würde. Zu einer aktiven Lebensbeendigung konnte sie sich nicht entschließen."

„Acht Wochen und sechs Tage nach der Geburt ihres Kindes deutete die Mutter an, dass sie inzwischen ebenfalls zu einer aktiven Lebensbeendigung tendiere, sich aber in einem inneren Zwiespalt befinde. Zehn Wochen und einen Tag nach der Geburt ihres Kindes äußerten beide Eltern (schließlich) konsistent und überzeugt den Wunsch nach einer aktiven Lebensbeendigung. Auch mit zunehmend höher dosierten

Schmerzmitteln und Sedativen war es schon seit etwa anderthalb Wochen nicht mehr gelungen, einen erträglichen Zustand für das Kind zu erreichen."

Daraufhin baten die Eltern darum, das Leben ihres Kindes aktiv zu beenden. „Es handelte sich offensichtlich um eine konsistente und wohlüberlegte Bitte. Angesichts der aussichtslosen Lage und des unerträglichen Leidens des Kindes schenkte der Arzt dieser Bitte Gehör."

Wie viele Neugeborene sind insgesamt betroffen?

Wie häufig wird denn nun in den Niederlanden das Leben eines Neugeborenen beendet? Die wiederholt durchgeführten Umfragen zu ärztlichen Entscheidungen am Lebensende geben auch darüber Aufschluss. 2005 wurde bei 70 Kindern unter einem Jahr entschieden, von einer medizinischen Behandlung, die als sinnlos erachtet wurde, abzusehen, woraufhin man ihr unvermeidliches Sterben beschleunigte, indem man ihnen Medikamente ausdrücklich zu dem Zweck verabreichte, ihren Tod schneller herbeizuführen (Onwuteaka-Philipsen et al., 2007).

Außerdem wurden 2005 offenbar bei ca. zehn Neugeborenen lebensbeendende Maßnahmen durchgeführt, obwohl sie einer medizinischen Behandlung nicht bedurften, diese also weder eingestellt noch aus bestimmten Gründen unterlassen worden war. Diese Kinder hätten ohne medizinische Behandlung durchaus überleben können. Man hatte ihr Leben aufgrund der Annahme beendet, dass sie andernfalls schwer leiden würden (ebd., S. 122; s. hierzu ausführlich Kap. VIII, S. 133ff.).

Von allen Fällen, in denen das Leben Neugeborener beendet wurde, wurden den Behörden jährlich durchschnittlich drei gemeldet (Verhagen et al., 2005, S. 186). Nachdem 2006

Ross-van Dorp und Donner (s. S. 83) die zentrale Kommission Spätabtreibung und Lebensbeendigung bei Neugeborenen eingesetzt hatten, um die Lebensbeendigung bei Neugeborenen zu kontrollieren, wurde dort sogar nur ein einziger Fall gemeldet (Ministerie van Volksgezondheid, Welzijn en Sport, o. J.) – der soeben beschriebene Fall des Mädchens mit Epidermolysis bullosa. (Die Kommission kam zu dem Schluss, dass man den Sorgfaltspflichten entsprochen habe. Die Staatsanwaltschaft sah von einer Strafverfolgung ab.)

Man vermutet, dass Lebensbeendigungen bei Neugeborenen häufiger vorkommen, jedoch weder gemeldet noch kontrolliert werden (siehe hierzu auch Bongers, 2008). Die aktive Lebensbeendigung bei Neugeborenen, deren Tod nicht so schnell eintritt wie erwartet, obwohl ihre Weiterbehandlung schon als medizinisch sinnlos erachtet worden ist, gelte bei vielen Ärzten als „normales medizinisches Handeln", konstatiert der Gesundheitsrat, ein wichtiges niederländisches Beratungsgremium in allen Fragen der Medizin (Gezondheidsraad, 2007). Viele Ärzte dürften also ihr Handeln nicht gemeldet haben, weil sie es als normales medizinisches Handeln betrachteten. Im Juni 2013 hat der Ärzteverband KNMG in einer neuen Richtlinie allerdings gefordert, diese Lebensbeendigungen bei austherapierten Neugeborenen zu melden, weil sie nicht als normales medizinisches Handeln gelten. Wenn Ärzte dieser Richtlinie Folge leisten, muss mit einer erheblichen Steigerung der jetzt sehr niedrigen Melderate gerechnet werden.

Kinderärzte weisen gegenüber der Kontrollkommission aber auch darauf hin, dass lebensbeendende Maßnahmen heute vermutlich seltener durchgeführt werden als früher. Seit es die Möglichkeit einer Ultraschallaufnahme in der 20. Schwangerschaftswoche gibt, wird die Entscheidung für einen späten

Schwangerschaftsabbruch häufiger getroffen, wodurch lebensbeendende Maßnahmen nach der Geburt nicht mehr vorkommen. Kinder mit Spina bifida (einem offenen Rücken) etwa werden anscheinend nur noch geboren, wenn ihre Eltern sich fest entschlossen für deren Leben einsetzen.

VII Kritik an der Sterbehilfe bei Neugeborenen

Während Richter, Staatsanwälte und die Regierung bei ihrem Kurs zur Lebensbeendigung die Regeln erweitern, zeigt sich bei vielen Ärztinnen und Ärzten eine Tendenz zu größerer Zurückhaltung.

Erklärte Mitte der Neunzigerjahre noch die Mehrheit der befragten Kinderärzte, dass sie irgendwann einmal das Leben eines Neugeborenen beendet hätten oder sich vorstellen könnten, das irgendwann zu tun, schlossen zehn Jahre später 60 Prozent der Kinderärzte eine aktive Lebensbeendigung bei Neugeborenen für sich aus. Die Ärzte waren über dieses Thema immer schon geteilter Meinung. Aber die Gruppe der Kinderärzte, die eine Lebensbeendigung in manchen Fällen für zulässig hält und letztlich Richter, die Staatsanwaltschaft und die Regierung überzeugt hatte, wird kleiner, ja, sie ist mittlerweile in der Minderheit.

Einige kritisieren zudem den Begriff „aussichtslos und unerträglich leiden". Denn durch diesen ziemlich vagen Terminus hafte der Entscheidung, das Leben eines Neugeborenen zu beenden, etwas Willkürliches an. Ihre Sorge wurde durch eine Studie über 22 Fälle geweckt, in denen Ärzte das Leben Neugeborener beendet hatten. Jedes dieser Babys, deren Lebensbeendigung man zwischen 1997 und 2004 gemeldet hatte, litt an einer schweren Form von Spina bifida, also an einem offenen Rücken (Verhagen et al., 2005, S.183-188). Nach Ansicht der Ärzte, die deren Leben beendet hatten, hatte jedes der 22 Babys „aussichtslos und unerträglich" gelitten und damit das wichtigste Kriterium erfüllt, um seinen Tod herbeiführen zu dürfen.

Das finden der Rotterdamer Kinderneurochirurg de Jong, der klinische Ethiker Kompanje und einige ihrer Kollegen seltsam (Kompanje et al., 2005, S. 2067-2069). Denn Babys mit einem offenen Rücken hätten überhaupt keine Schmerzen. Und wenn doch Schmerzen aufträten, ließen sie sich mit Schmerzmitteln gut bekämpfen. Offenbar ging es dabei um etwas anderes, folgern diese Kritiker. Anscheinend hatte man bei der Behauptung, diese 22 Babys würden „aussichtslos und unerträglich leiden", nicht deren Schmerzen, sondern ihr zukünftiges Leben als Schwerbehinderte im Blick.

In der Tat haben die behandelnden Ärzte, die das Leben dieser 22 Babys beendet hatten, „aussichtloses und unerträgliches Leiden" weit gefasst. Sie stützten sich in ihrem Befund eines schweren Leidens nicht nur auf die vorhandenen Schmerzen, sondern zogen als Argumente auch die mangelnde Selbstständigkeit und die starke Abhängigkeit von medizinischer Hilfe in der Zukunft heran. In 13 von 22 Fällen war die hohe Lebenserwartung des Neugeborenen ein weiterer Grund für die Entscheidung, sein Leben zu beenden. Denn ein langes Leben als Behinderter würde das Leiden des Betreffenden nur vermehren, argumentierten die Ärzte. Neben den Schmerzen wurde also tatsächlich die Prognose eines Lebens mit Behinderungen als Argument für die Entscheidung angeführt, das Leben dieser Babys zu beenden.

Das finden die Ärzte und der klinische Ethiker, die dagegen protestierten, falsch. Die Frage, ob ein Leben mit einer schweren Behinderung wirklich aussichtsloses und unerträgliches Leiden bedeutet, sollten ihrer Auffassung nach die betroffenen Patienten beantworten, sobald sie etwas älter sind. „Aus ihren Äußerungen geht hervor, dass ihrem eigenen Ermessen nach viele trotz ihrer starken Einschränkungen ein sinnvolles Leben führen" (Kompanje et al., 2005, S. 2067-2069). Einschränkungen führten nicht automatisch zu aussichtslosem und unerträglichem Leiden, gaben die Kritiker zu bedenken, und wenn es einen Menschen gebe, der das gut beurteilen könne, sei es doch der Behinderte selbst. Auch schwere Formen eines offenen Rückens bedeuteten noch nicht, dass das Kind später keine Lebensqualität haben wird. Außerdem werde die Lebensqualität von Kindern mit Spina bifida nicht nur von der Schwere ihrer Behinderung bestimmt, sondern „zu einem wesentlichen Teil auch (...) von der Hoffnung, die die Eltern ihren Kindern vermitteln". Nach Ansicht von Kompanje hängt das Glück eines behinderten Kindes von dessen Familie ab: „Es braucht jemanden, der an es glaubt."

Nach der Veröffentlichung ihres kritischen Artikels schrieb der Vater von einem der 22 Babys den Autoren, sie seien „undifferenziert". Etwas später mailte er auch ein Foto seines Sohnes, das kurz vor dessen Lebensbeendigung aufgenommen worden war.[9] „Er trinkt darauf ein Fläschchen!", zeigt Kompanje auf dem Foto. „Ein Kind in Not, ein Kind, das leidet, trinkt nicht ruhig aus einem Fläschchen. Aber die Eltern sind von dem abhängig, was ein Arzt ihnen erzählt."

In Rotterdam erhalten die Eltern von Babys mit einem offenen Rücken ganz andere Informationen. Kompanje: „Hier im Medizinischen Zentrum der Erasmus-Universität in Rotterdam haben wir noch nie das Leben eines Babys mit Spina bifida beendet. Wir betrachten das nicht als Notlage, da wir die Schmerzen gut bekämpfen können. Wenn es um ein akutes, aktuelles und unbehandelbares Leiden geht, bin ich für eine aktive Lebensbeendigung. Aber zwei gelähmte Beine? Nein, das ist kein Grund, ein Leben zu beenden."

„Aussichtslos und unerträglich leiden" ist ein Kernbegriff in der niederländischen Debatte über Lebensbeendigung. Wenn

9 Es handelt sich um den Vater von Cas Paardekooper, siehe Kap. VI, S. 86ff..

ein Leiden so schwer ist, dass es aussichtslos und unerträglich wird, ist es legitim, ein Leben zu beenden, auch wenn der Patient nicht darum ersucht. Aber die Formulierung ist offenbar so vage, dass man sie in jedem Krankenhaus anders interpretieren kann. Ohne dass es werdenden Eltern bewusst ist, kann ihre Entscheidung für ein bestimmtes Krankenhaus ernste Konsequenzen für ihr Kind haben.

Die Kritiker aus dem Universitätsmedizinischen Zentrum in Rotterdam warnen daher auch vor den weitreichenden juristischen Folgen dieses vagen Begriffs. Die Staatsanwaltschaft glaubt einem Arzt nämlich aufs Wort, wenn er behauptet, es handle sich um „aussichtsloses und unerträgliches Leiden". In allen 22 den Behörden zwischen 1997 und 2004 gemeldeten Fällen, in denen das Leben eines Neugeborenen beendet worden war, entschied sich die Staatsanwaltschaft dagegen, ein Ermittlungsverfahren einzuleiten, da diese Fälle den Kriterien für eine Lebensbeendigung bei Neugeborenen entsprochen hätten. Das wichtigste dieser Kriterien war hierbei der Tatbestand, dass die Kinder aussichtslos und unerträglich gelitten hätten. Die Staatsanwaltschaft überprüft jedoch nicht, ob der Sache nach wirklich ein solches aussichtsloses und unerträgliches Leid besteht, sondern kontrolliert lediglich, ob der Arzt sich darauf beruft. Der Tatbestand, auf den sich die vage Formulierung bezieht, wird nicht nachgeprüft. „In diesem Dialog entscheidet faktisch das Urteil des Arztes, eine echte Überprüfung gibt es eigentlich nicht", schreiben der klinische Ethiker Kompanje und seine Kollegen.

Das konnte so nicht weitergehen: In der Behandlung Neugeborener mit Spina bifida müssten die einzelnen Krankenhäuser eine gemeinsame Linie finden, forderte die für die Lebensbeendigung bei Neugeborenen zuständige Kontrollkommission (s. Kap. VI, S. 83). Sie lud daher in den Jahren 2008 bis 2010 die Ärzte zum Dialog ein. Diese erreichten zwar Einigkeit darüber, wann ein Kind mit Spina bifida behandelt werden soll und wann es besser ist, auf eine Behandlung zu verzichten. Sie konnten sich allerdings nicht darauf verständigen, wie nach der Entscheidung, die Behandlung eines an Spina bifida erkrankten Kindes abzubrechen, vorzugehen ist. „Die Diskussion spitzte sich auf die Frage zu, ob allein die Schmerzen oder ob auch die Sinnlosigkeit des Lebens ausschlaggebend sein sollte", berichtete die Kommission (Ministerie van Volksgezondheid, Welzijn en Sport, o. J., S. 7).

Die meisten Fälle, in denen das Leben eines Babys beendet worden ist, werden übrigens weder von der Staatsanwaltschaft noch von der Kontrollkommission diskutiert, da sie nicht gemeldet werden. Die 22 in die Studie aufgenommenen Fälle sind die einzigen, die in den siebeneinhalb Jahren zwischen Januar 1997 und Juni 2004 gemeldet wurden (vgl. Kap. VI, S. 92f.). Man geht aber aufgrund von auf die ersten vier Monate des Jahres 2001 bezogenen Umfragen in der Ärzteschaft davon aus, dass allein in diesem Zeitraum das Leben von 32 Kindern unter einem Jahr beendet wurde, indem man ihnen Medikamente ausdrücklich zu dem Zweck verabreicht hatte, ihren Tod herbeizuführen (Centraal Bureau voor de Statistiek, 2003, S. 32). Die Ross-van Dorp-Kontrollkommission (vgl. Kap. VI, S. 83) soll nach Ansicht der Rotterdamer Kritiker ihr Urteil fällen, bevor das Leben eines Neugeborenen beendet wird (De Jong et al., 2006, S.669-671).

Auch Juristen äußern sich kritisch

Auch einige niederländische Juristen stellen kritische Fragen zur Lebensbeendigung bei Neugeborenen. Der Jurist Jo Dorscheidt etwa ist der Frage nachgegangen, ob die Lebensbeendigung bei neugeborenen Babys mit dem Verbot der Diskriminierung von Menschen mit Behinderung in Konflikt steht (Dorscheidt, 2006, S. 109-110).

Wie die kritischen Ärzte weist auch er darauf hin, dass die Staatsanwaltschaft der Behauptung eines Arztes, das Leiden eines Neugeborenen sei aussichtslos und unerträglich, bereitwillig Glauben schenkt und die Angelegenheit einfach auf sich beruhen lässt. Dorscheidt fürchtet, dass das Leben dieser Kinder nicht wegen ihres Leidens, sondern wegen ihrer Behinderung beendet wird.

Rechtlich ist das nicht zulässig, denn die UN-Kinderrechtskonvention (*Convention on the Rights of the Child*, CRC) verbietet ausdrücklich die Diskriminierung aufgrund einer Behinderung. Sie ist das erste UN-Menschenrechtsinstrument, das die Diskriminierung Behinderter explizit ausschließt, und trat am 8. März 1995 in den Niederlanden in Kraft. In der Diskussion über Lebensbeendigungen scheint sie jedoch keinen großen Stellenwert zu haben. „Bemerkenswerterweise kommt die menschenrechtliche (…) Perspektive in den gängigen Analysen der rechtlichen Aspekte der Lebensbeendigung behinderter Neugeborener kaum zur Sprache." Den Ausschlag gibt in erster Linie die Schwere der Behinderung, wobei man jedoch außer Acht lässt, dass auch behinderte Neugeborene Grundrechte wie das Recht auf Leben und das Recht auf medizinische Versorgung besitzen.

Dorscheidt weist zudem darauf hin, wie unstrukturiert die Überlegungen zum lebensbeendenden Handeln gelegentlich sind. Es werde zwar viel geredet, aber nicht wirklich abgewogen, und daher werde auch keine logische Schlussfolgerung gezogen. „Es ist auffallend, dass die Grundrechte behinderter Neugeborener in den Auffassungen, die die Lebensbeendigung bei Neugeborenen als zulässig erachten, reine Lippenbekenntnisse sind. In den Argumentationen, die diesen Standpunkt untermauern, werden die Rechte der Kinder, vor allem deren Recht auf Leben, meistens bloß erwähnt. Von irgendeiner juristischen Problematisierung einer zulässigen Lebensbeendigung unter Berücksichtigung dieses Rechts bzw. dieser Rechte kann kaum die Rede sein. Der mutmaßliche Kindeswille oder das vermeintliche Kindeswohl gilt häufig als maßgebliche Rechtfertigung für die Einschränkung seines Lebensrechts" (ebd., S. 65).

Die Überlegungen der Ärzte kollidieren oft mit dem Recht. In ihrem bahnbrechenden Bericht „Tun oder lassen?" argumentierten die Kinderärzte beispielsweise, dass lebensbeendendes Handeln „auch in Situationen, in denen billigerweise noch von menschlichem Leben gesprochen werden kann", nicht per se mit dem Recht auf Leben, wie es in der Europäischen Menschenrechtskonvention verbürgt ist, in Konflikt stehen müsse. Dorscheidt stampft diese Argumentation in Grund und Boden.

„Problematisch ist bereits der genannte Ausgangspunkt: ‚in denen billigerweise noch von menschlichem Leben gesprochen werden kann'. Aus juristischer Sicht gilt jedes lebend geborene Individuum der Gattung Mensch als ‚menschliches Leben'. Dieses Leben ist Teil der Rechtsgemeinschaft, sodass ihm als Rechtssubjekt ungeachtet seines Seinszustands jeder rechtliche Schutz zukommt." Sicherlich sei es denkbar, dass Menschen ihrer Leiden wegen freiwillig auf ihr Recht auf Leben verzichteten und lieber sterben wollten. Aber dazu könnten sie sich nur freiwillig bereit erklären; nur aktive Sterbehilfe auf eigenes Verlangen sei zulässig. Denn schließlich seien Menschenrechte unveräußerlich, argumentiert Dorscheidt, und daher dürfe kein

Arzt im Namen eines Neugeborenen entscheiden, dass dieses Kind besser tot wäre (ebd., S. 142-143).

Dorscheidt will unverlangte Lebensbeendigung nicht völlig ausschließen, er möchte lediglich, dass sie gerechtfertigt wird. Und diese Rechtfertigung darf Behinderte keinesfalls diskriminieren. Dies wäre aber der Fall, wenn allein die Behinderung eines Kindes als Rechtfertigung dazu ausreichen würde, seinen Tod herbeizuführen oder es sterben zu lassen. Auch ein Kind, das zum Beispiel unter dem Down-Syndrom leide, habe Rechte, und es wäre diskriminierend, dieses Kind allein wegen seiner Behinderung sterben zu lassen, meint Dorscheidt. Eine objektive Rechtfertigung, die eine Lebensbeendigung legitimiert, müsse immer konkret sein und sich auf das einzelne Kind bzw. dessen schweres Leiden beziehen. Dorscheidt fordert Juristen und Ärzte auf, gemeinsam weiterzufragen und weiterzudenken. Wenn ein Arzt eine Behandlung ablehnt, weil sie seiner Auffassung nach „medizinisch sinnlos" ist, fragt Dorscheidt nach, warum genau sie medizinisch sinnlos sein soll. Und wenn der Arzt dann auf die „geringe Lebensqualität" des Patienten verweist, ist das Dorscheidt immer noch zu ungenau, sodass er hier nochmals nachhaken würde. Führt der Arzt dann die „begrenzten Kommunikationsmöglichkeiten mit dem Kind" an, begegnet Dorscheidt dem mit dem Hinweis, dass mangelnde Kommunikationsmöglichkeiten noch kein Grund dafür seien, ein Leben zu beenden.

Auch der christdemokratische Minister Donner und der christdemokratische Staatssekretär Ross-van Dorp wurden von kritischen niederländischen Juristen ins Visier genommen. Bei der Einsetzung ihrer Kontrollkommission für die Lebensbeendigung bei Neugeborenen hatten sie dieser Kommission den Auftrag erteilt, frühere ärztliche Gutachten sorgfältig zu berücksichtigen (s. Kap. VI, S. 84). Offenbar glaubten die Politiker, die Ärzte hätten mit dem Thema schon abgeschlossen. Doch Alex Bood, ein Mitglied des Wissenschaftlichen Dienstes der Staatsanwaltschaft, warnt vor dem Irrtum, dem die Politiker hier unterlägen: Die Ärzte seien sich bei diesem Thema keineswegs einig (Bood, 2007). Woran sollte sich die Kommission, die lebensbeendendes Handeln bei Neugeborenen überprüft, also orientieren? Das bleibe völlig unklar, wenn Minister und Staatssekretär auf die Ärzte verwiesen und die Ärzte sich nicht einig seien.

Kritisch äußert sich auch der Medizinrechtler und Rechtsphilosoph Prof. Martin Buijsen. Er ist darüber erstaunt, dass Staatsekretär Ross-van Dorp und Minister Donner im Parlament die fehlende Selbstständigkeit als Kriterium für lebensbeendende Maßnahmen bei Neugeborenen anführten: „Der Gesundheitszustand des Kindes bietet in diesen Fällen keinerlei Aussicht auf irgendeine Form selbstständigen Lebens", behaupteten Ross-van Dorp und Donner (zitiert in Buijsen, 2006). Doch im Gesetz stehe nirgendwo, dass nur selbstständige Menschen ein Recht auf Leben haben, entgegnet Buijsen. Menschenrechte gälten für alle, die als Menschen geboren werden, auch für diejenigen, die nie selbstständig werden leben können.

Indem sie einen Mangel an Selbstständigkeit als Rechtfertigungskriterium für die Beendigung eines Lebens gelten lässt, fällt die Regierung stillschweigend ein Werturteil. „Dieses Werturteil wird weder ausgesprochen noch verteidigt, doch man gesteht zu, dass Ärzte (und Eltern) es in der Praxis anwenden dürfen" (Buijsen, 2006, S. 839).

Buijsen, der im *Universitätsmedizinischen Zentrum in Rotterdam* arbeitet, hat diesen kritischen Artikel auf die Bitte des niederländischen Vereins für motorisch Behinderte und deren Eltern (BOSK) geschrieben, der unter anderem die Interessen von Menschen mit Spina bifida vertritt. BOSK ist eine der wenigen niederländischen Organisationen, die kritisch hinterfragt hat, ob die Lebensbeendigung bei behinderten Neugeborenen erlaubt ist. In der Den Haager Politik spielt diese Diskussion dagegen kaum eine Rolle.

Das ist vielleicht kein Zufall. Buijsen behauptet, die niederländische Regierung habe versucht, die Diskussion über die Lebensbeendigung behinderter Neugeborener zu entpolitisieren. Sie hat so getan, als gäbe es für die Politik keinen Diskussionsbedarf und als könne man alles getrost den Experten überlassen. Das zweite Kabinett Balkenende, das sich im Parlament auf die Unterstützung einer Koalition aus christdemokratischer CDA, rechts-liberaler VVD und linksliberaler D66 verlassen konnte, thematisierte nur Verfahrensweisen. Die prinzipiellen Entscheidungen, die die Regierung dazu bewogen hatten, die Lebensbeendigung behinderter Neugeborener unter gewissen Umständen als zulässig zu erachten, „werden nicht oder kaum begründet", sagt Buijsen.

Die Niederlande laufen damit Gefahr, sich auf internationaler Ebene Probleme einzuhandeln. Denn sie haben unter anderem den Internationalen Pakt über bürgerliche und politische Rechte (*ICCPR-International Covenant on Civil and Political Rights)* der Vereinten Nationen unterzeichnet. Eine UN-Kommission, die die Einhaltung dieses Völkerrechtsvertrages kontrolliert, hatte schon im August 2001 die Niederlande scharf kritisiert: „Das Komitee ist ernstlich über Berichte besorgt, die darauf hinweisen, dass das Leben behinderter Neugeborener von Medizinern beendet worden ist." Das Komitee bezeichnet ein solches Vorgehen als eine Verletzung des im Vertrag verankerten Rechts auf

Leben und ersucht die niederländische Regierung, es über die Urteile in den sich daraus ergebenden Rechtsfällen zu informieren (CCPR Human Rights Committee, 2001).

So weit wird es nicht kommen. Denn seither stand kein Arzt, der das Leben eines Neugeborenen beendet hatte, mehr vor einem niederländischen Richter, obwohl aus Umfragen zu den ärztlichen Entscheidungen am Lebensende hervorgeht, dass immer noch Lebensbeendigung bei Neugeborenen stattfindet.

VIII Nach der gesetzlichen Regelung – immer neue Streitfragen

Das Gesetz zur Regelung der aktiven Sterbehilfe und der Beihilfe zum Suizid von 2001 hat klar abgegrenzt, was fortan erlaubt und was weiterhin verboten sein soll. Ist damit die Debatte über die Lebensbeendigung beendet? Ganz im Gegenteil, die Debatte scheint mit dem Inkrafttreten des Gesetzes, das das Töten von Menschen unter bestimmten Bedingungen erlaubt, erst richtig in Gang gekommen zu sein. Seitdem sind eine Reihe neuer Streitfragen hinzugekommen.

Die Sterbehilfeorganisation NVVE hat sich neue Ziele gesetzt. Um zu unterstreichen, dass sie neue Aufgaben für sich sieht, hat sie ihren Namen von „Niederländische Vereinigung für freiwillige Euthanasie“ in „Niederländische Vereinigung für ein freiwilliges Lebensende“ geändert. Damit führt sie einen erweiterten Begriff von aktiver Sterbehilfe ein.

Um enttäuschten Patienten, deren Bitte um aktive Sterbehilfe oder Beihilfe zur Selbsttötung von ihren Ärzten abgelehnt worden ist, eine Alternative zu bieten, hat die NVVE die Initiative für eine Lebensende-Klinik mit mobilen Sterbehilfeteams ergriffen. Diese operiert innerhalb des bestehenden Gesetzes (s. S. 107f.).

Spektakulär ist ihr Vorschlag, alte, lebensmüde Menschen auf Wunsch bei einem Suizid zu unterstützen (s. S. 108ff.). Dabei handelt es sich wohlgemerkt um über 70-Jährige, die lebensmüde, aber nicht krank sind. Weil diese Menschen zwar alt sind, aber nicht aussichtslos und unerträglich leiden, fällt diese Gruppe heute ebenfalls noch nicht unter das Sterbehilfegesetz. Daher kämpft die NVVE gemeinsam mit der Bürgerinitiative „Aus freiem Willen“ (*Uit Vrije Wil*) für eine Gesetzesänderung (NVVE, 2008, S. 24).

Außerdem engagiert sich die NVVE seit Februar 2008 dafür, Demenzkranken und psychisch Kranken „ein selbstgewähltes Lebensende“ zu ermöglichen (s. S. 113ff.und 117ff.). Diese beiden Gruppen fallen häufig nicht unter das Sterbehilfegesetz, weil Zweifel an ihrer Einwilligungsfähigkeit bestehen.

Manche Ärzte sind der Auffassung, das niederländische Sterbehilfegesetz sei zu streng, um eine Lösung für schwer leidende Kinder bieten zu können. Einige von ihnen plädieren für die Erlaubnis, auch das Leben von Kindern unter zwölf Jahren zu beenden (s. S. 123ff.). Kinder dieses Alters fallen bisher nicht unter das Sterbehilfegesetz, da sie noch nicht als einwilligungsfähig gelten.

Neonatologen haben den Versuch unternommen, im sogenannten „Groninger Protokoll“ ein Reglement für die aktive Sterbehilfe bei Neugeborenen aufzustellen. Und auch über die Sterbehilfe an behinderten Neugeborenen, die aktuell noch gar nicht leiden, wurde schon diskutiert (s. S. 133ff. und 140ff.).

Mobile Sterbehilfeteams

2012 wurde in Den Haag die sogenannte Lebensende-Klinik eröffnet, die auf Initiative der NVVE von einer eigens dafür gegründeten Stiftung geschaffen worden ist. Die Klinik bietet Patienten, die sterben möchten, die Möglichkeit eines Klinikaufenthalts in Den Haag, wo aufgrund des Gesetzes aktive Sterbehilfe oder eine Beihilfe zum Suizid angeboten werden kann. Aber die Klinik verfügt auch über mobile Teams, die Patienten zu Hause aktive Sterbehilfe oder Beihilfe zum Suizid leisten.

Die Lebensende-Klinik und ihre mobilen Teams füllen die Lücke, die entsteht, weil viele Bürger meinen, einen Anspruch auf aktive Sterbehilfe oder Beihilfe zur Selbsttötung zu haben, während das Gesetz nur Ärzten erlaubt, einer entsprechenden Bitte ihrer Patienten um solche Hilfe nachzukommen – oder sie abschlägig zu bescheiden. Viele Patienten sind Jahr für Jahr enttäuscht, weil ihre Ärzte die erbetene Hilfe ablehnen oder so lange zögern, bis der Patient eines natürlichen Todes stirbt. In den Niederlanden wechselt man nicht schnell den Arzt, und vor allem den Hausarzt kennt man oft über Jahrzehnte. Aktive Sterbehilfe und Beihilfe zum Suizid werden am häufigsten von eben diesem Hausarzt geleistet. Weigert sich dieser, einer Bitte um Sterbehilfe oder Beihilfe zum Suizid zu entsprechen, dann hat der Patient, der sterben möchte, ein Problem, weil viele Ärzte diese Hilfe nur bei Patienten leisten, die sie gut kennen. Spannungen zwischen Patienten und Ärzten werden immer wieder gemeldet (Van Dam, 2005).

Seit 2012 kann der Patient in diesen Fällen die Lebensende-Klinik und ihre mobilen Teams zu Rate ziehen, obwohl auch die nach dem Gesetz arbeiten und manche Bitten abschlägig bescheiden müssen.

Hilfe zur Selbsttötung für ältere, lebensmüde Menschen

Eine heiß diskutierte Initiative zur Erweiterung des Gesetzes zur Regelung der aktiven Sterbehilfe und der Beihilfe zum Suizid sieht vor, einwilligungsfähigen Senioren, die den Freitod suchen, dabei Hilfe zu leisten.

Manche ältere Menschen sehen keinen Sinn mehr im Weiterleben und sehnen sich nach dem Tod. Wenn der Tod nicht von selbst eintrete, müsse es die Möglichkeit geben, ihnen bei der Selbsttötung zu helfen. Die Initiative „Aus freiem Willen“ sagte, sie wolle mit dieser Hilfe jedem das Recht verschaffen, selbst über sein Leben zu entscheiden. Dazu müsse das Gesetz geändert werden. Insgesamt 116.871

niederländische Bürger haben eine solche Gesetzesänderung ausdrücklich befürwortet.

Nach dem niederländischen Sterbehilfegesetz ist Hilfe zur Selbsttötung nur dann legal, wenn ein Arzt einem schwer leidenden Patienten assistiert. Die Initiative „Aus freiem Willen“ setzte sich dafür ein, Hilfe zur Selbsttötung auch Menschen zu ermöglichen, die nicht aussichtslos und unerträglich leiden, jedoch älter als 70 sind und „mit dem Leben abgeschlossen“ haben. Für sie soll die Möglichkeit einer Assistenz durch speziell ausgebildete Sterbehelfer geschaffen werden.

Der Vorschlag fand Anfang 2011 im niederländischen Parlament wenig Gegenliebe. Die Befürworter hoffen jedoch auf eine bessere Gelegenheit; sie sind der Überzeugung, es sei für die ablehnende Haltung des Parlaments nicht unerheblich gewesen, dass die Niederlande damals von einer Minderheitsregierung geführt wurden, die von der Unterstützung der kleinen konservativ-christlichen *SGP* (*Staatkundig Gereformeerde Partij*) abhängig war. Das könnte sich in ein paar Jahren ganz anders darstellen.

Die niederländischen Ärzte haben den Vorschlag nicht rundweg abgelehnt, ihn aber auch nicht begrüßt. Der Ärzteverband KNMG plädiert für einen Mittelweg: Jeder, der alt und lebensmüde sei, habe Gebrechen, die man mit etwas gutem Willen als „aussichtsloses und unerträgliches Leiden“ betrachten könne. So dürfe der Bitte um einen assistierten Suizid auch ohne eine Gesetzesänderung entsprochen werden. Faktisch erweitern die niederländischen Ärzte auf diese Weise den Anwendungsbereich des Gesetzes zur Regelung der aktiven Sterbehilfe und der Beihilfe zur Selbsttötung.

Die Initiativgruppe „Aus freiem Willen“ forderte dennoch weiter eine Gesetzesänderung: Jeder über 70-Jährige soll ohne

Berufung auf eine Krankheit und ohne direkte Beteiligung eines Arztes von speziell ausgebildeten Helfern Hilfe zur Selbsttötung erhalten dürfen. Am 28. November 2013 stellte „Aus freiem Willen" die eigene Arbeit ein und übertrug ihre Aufgabe an die NVVE. Die NVVE versprach, weiter für die Legalisierung der Beihilfe zum Suizid für lebensmüde ältere Menschen zu kämpfen.

Es ist fraglich, ob eine solche Regelung der Hilfe zur Selbsttötung in der Praxis klare Grenzen setzen würde (vgl. Kap. IV, S. 62f.). Auf einer Veranstaltung der Initiativgruppe „Aus freiem Willen" und des niederländischen Humanistischen Verbands, die am 9. November 2010 in Amsterdam stattfand, kamen so viele Gleichgesinnte zusammen, dass manch einer anscheinend vergaß, dass es sich um eine öffentliche Veranstaltung handelte. So sagte etwa der niederländische Hirnforscher Dick Swaab, einer der Initiatoren: „Die Altersgrenze ist willkürlich. Unter uns gesagt, wir haben die Altersgrenze aus pragmatischen Gründen festgelegt, um die Chance auf eine Mehrheit im Parlament zu erhöhen." Tatsächlich leuchtet es ein, dass sich eine derartige Grenze nur schwer aufrechterhalten ließe. Hilfe zur Selbsttötung soll bei einem 72-Jährigen erlaubt sein, bei einem 68-Jährigen dagegen unter Strafe stehen?

Ein weiterer Befürworter einer Gesetzesänderung lässt Zweifel aufkommen, ob sich eine solche Hilfe zur Selbsttötung sauber regeln ließe. Eugène Sutorius, ein bekannter niederländischer Jurist, spielt in der Sterbehilfebewegung eine bedeutende Rolle. Am 15. Januar 2011 erklärte er in Rotterdam auf einem Symposium der niederländischen *Pro-life*-Juristenvereinigung „Pro Vita", dass es nicht einfach sei, eine angemessene Bezeichnung für die Personengruppe zu finden, der die Initiative „Aus freiem Willen" beistehen will. Weder

„Menschen, die ihr Leben vollendet haben" noch „Menschen, die mit ihrem Leben abgeschlossen haben" sei als Bezeichnung angemessen; eigentlich gebe es gar keine richtige Bezeichnung, so Sutorius. „Aus freiem Willen" plädierte also für die Möglichkeit, einer nicht eindeutig zu bezeichnenden, undefinierbaren Personengruppe bei der Selbsttötung zu helfen. Doch was sich nicht definieren lässt, lässt sich auch nicht eingrenzen. Die Tatsache, dass es selbst einem Juristen wie Sutorius schwer fällt, eine präzise Definition zu finden, verdeutlicht, wie leicht die Gesetzesinitiative mit dem Status der Rechtskräftigkeit zu einem vage definierten Recht auf assistierten Suizid für jedermann führen könnte.

Sollte dieser Gesetzesvorschlag eines Tages angenommen werden, dann wird es in den Niederlanden nicht nur Ärzte geben, die schwer leidenden Patienten aktive Sterbehilfe oder Beihilfe zum Suizid leisten, sondern auch Laien, die lebensmüden Menschen beim Suizid assistieren, obwohl diese nicht schwer leiden. Möglicherweise ließe sich das unter Berufung auf das Selbstbestimmungsrecht legitimieren: Wer sind wir denn, dass wir einen Menschen, der sterben will, daran hindern? Allerdings stellte sich die Initiativgruppe „Aus freiem Willen" nicht die Frage, ob daraus nicht ein Druck erwachsen kann. Ein Druck auf Menschen, zu sterben.

Die Mitglieder des Vereins „Aus freiem Willen" waren wohlerzogene, gebildete Bürger, die in Ruhe über ihr Leben nachdenken und meinen, für sich selbst entscheiden zu können. In der realen Welt gibt es jedoch auch schwache oder schlechte Menschen – und auch viele gute Menschen, die hin und wieder einen schlechten Tag haben. Stellen Sie sich vor, das Gesetz würde geändert, und es gäbe die Möglichkeit, sich auf legale Weise töten zu können. Und Sie wären schon seit zwanzig Jahren psychisch krank. Die Streitereien mit den Angehörigen, der Verlust Ihrer Freunde und die Blicke Ihrer Nachbarn würden Sie tagtäglich daran erinnern, dass Sie verrückt sind oder zumindest aus der Rolle fallen, dass Sie große Kosten verursachen und nichts einbringen. Bald wüssten Ihre Kinder, Ihre Nachbarn und Ihre letzten verbliebenen Bekannten, die noch hin und wieder anrufen: Wenn er wollte, könnte er sterben. Schon die Tatsache, dass die Menschen in Ihrer Umgebung von dieser Möglichkeit wüssten, würde Ihre sozialen Beziehungen verändern: „Du hast dich dafür entschieden weiterzuleben, dann hör' auch auf zu jammern!" (vgl. Kap. XI, S. 191).

Einmal angenommen, eine Selbsttötung wäre einfach eine Wahlmöglichkeit wie jede andere. Und Sie hätten wegen Ihrer Drogenprobleme gerade den dritten Klinikaufenthalt hinter sich und wären binnen einer Woche wieder rückfällig geworden. Ihre Freunde und Verwandten hätten Sie bisher immer unterstützt, würden jetzt aber an Ihnen und Ihren Problemen verzweifeln. Und Sie könnten sich für den Tod entscheiden. Das wüssten Sie, und das wüssten die anderen. Vielleicht wären Ihre Freunde ja sogar so liberal, Sie auf diese Möglichkeit hinzuweisen.

Die Gefahr liegt darin, dass dann bald niemand mehr lästig sein dürfte, dass irritierende, kranke, unangepasste Menschen unter Druck gerieten, ihrem Leben ein Ende zu machen. Was einst als Selbstbestimmung begann, mündete in Bevormundung.

Selbst wenn sich jemand wirklich aus freiem Willen für eine Selbsttötung entscheiden würde, wenn es sich tatsächlich um diese – häufig romantisierte – Entscheidung für den eigenen *Freitod* handelte, selbst dann hätte auch das Auswirkungen, über die sich die Befürworter ausschweigen. Denn die freie Willensentscheidung eines Menschen hat Konsequenzen für andere. Der niederländische Schriftsteller und Essayist Joost Zwagerman hat beschrieben, wie sich eine Selbsttötung auf die Hinterbliebenen auswirken kann. Kinder, deren Vater oder Mutter durch Selbsttötung umgekommen ist, nehmen sich viel häufiger das Leben als andere, schreibt der Autor (Zwagerman, 2005, S. 13 und 16).

Die Befürworter eines assistierten Suizids konzentrieren sich auf das Individuum, von dem erwartet wird, dass es seine Entscheidungen völlig autonom trifft. Ob das Umfeld das Individuum beeinflusst oder umgekehrt, ob ein lästiger Mensch von seiner Umgebung zum Suizid gedrängt wird oder ob ein Einzelner durch seinen selbst gewählten Tod in seinem Verwandten- und Bekanntenkreis eine Spur der Verwüstung hinterlässt und damit andere zum Suizid bewegt: Beide Formen der menschlichen Beeinflussung kommen in den Überlegungen der Befürworter einer Hilfe zur Selbsttötung nicht vor. Sie sehen nur das Individuum.

„Darf ich sterben?" – ein Film über Hilfe zur Selbsttötung in der Psychiatrie

Eine weitere Diskussion entzündete sich nach Annahme des Gesetzes zur Regelung der aktiven Sterbehilfe und der Beihilfe zur Selbsttötung an der Forderung, auch Psychiatriepatienten die Hilfe zur Selbsttötung zu ermöglichen. Im Auftrag des niederländischen Humanistischen Verbands drehte Eveline van Dijck 2008 für das öffentlich-rechtliche Fernsehen die Dokumentation „Darf ich sterben?"(Originaltitel: *Mag ik dood*). Die psychisch kranke Schwester der Dokumentarfilmerin hatte sich erhängt. Seitdem fragte sich van Dijck, ob es nicht besser gewesen wäre, wenn sie ihrer Schwester bei ihrem Suizid hätte helfen können. Denn dann hätte diese sich vielleicht auf eine weniger grausame Art töten können.

Auf der Website zum Film[10] wird die Thematik des Films folgendermaßen beschrieben: Es gehe „um die fehlende Hilfe für chronisch kranke Psychiatriepatienten, die den Wunsch haben zu sterben." Unter „Hilfe" ist hier „Hilfe zur Selbsttötung" zu verstehen.

Besonders Psychiater begegnen der Hilfe zur Selbsttötung mit Skepsis, weil der Todeswunsch ihres Patienten auf dessen psychische Erkrankung zurückgehen könnte. Verweigert der Arzt die Mitwirkung, ist für den Patienten weder aktive Sterbehilfe noch assistierte Selbsttötung möglich. Ein normaler Bürger darf in den Niederlanden keine Hilfe zur Selbsttötung leisten, dieses Recht ist allein Ärzten vorbehalten. Daher ist ein assistierter Suizid für psychisch Kranke so gut wie ausgeschlossen. Die Befürworter einer Ermöglichung von Hilfe zur Selbsttötung für Psychiatriepatienten drängen daher die niederländischen Psychiater, ihre Zurückhaltung in dieser Frage aufzugeben. Dies verlangt nicht unbedingt eine Gesetzesänderung, sondern eher eine andere Auffassung bei Psychiatern. Auch ein psychiatrischer Patient müsse, so die Befürworter, um aktive Sterbehilfe oder Beihilfe zum Suizid bitten können und nicht von vornherein als einwilligungsunfähig eingestuft werden.

In einer Filmszene sehen wir, wie Eveline ihrer damals noch lebenden Schwester Mut macht: „Versuch um Himmels Willen durchzuhalten." „Ich weiß aber nicht wie." „Mach einfach weiter." Dann sieht man ein nordniederländisches Panorama mit flatternden Möwen und hört im Hintergrund die Stimme der Filmemacherin: „Zwei Jahre lang hat sie sich größte Mühe gegeben, es doch zu schaffen. Heute glaube ich, sie hat es vor allem für uns getan." Denn ihre Schwester wollte nicht mehr leben.

10 *www.magikdood.nl.*

Im weiteren Verlauf zeigt die Dokumentation andere Hinterbliebene, die von ihnen nahestehenden Menschen erzählen, die sich das Leben genommen haben. Die Filmemacherin stellt nicht die Verstorbenen in den Mittelpunkt, nicht, wer sie waren und warum sie sterben wollten, sondern die Art ihrer Selbsttötung: „Es kann doch nicht sein, dass man in unserer modernen Zivilisation Terpentin schlucken oder sich vor einen Zug werfen muss.“ Wegen der Grausamkeit mancher Suizide sollten wir Menschen, die sich das Leben nehmen wollen, bei ihrer Selbsttötung unterstützen und ihnen so einen weniger grausamen und einsamen Suizid ermöglichen, argumentiert Eveline van Dijck.

Die Begründung Marleen van Bijnens, einer humanistischen Beraterin und Mitarbeiterin der Sterbehilfeorganisation NVVE, geht in dieselbe Richtung: „Die NVVE ist der Ansicht, dass man diese sehr große Gruppe – denn darum handelt es sich in den Niederlanden – nicht so im Regen stehen lassen darf, wie es derzeit hierzulande geschieht.“ „Nicht im Stich lassen“ oder „nicht im Regen stehen lassen“ bedeutet hier, Menschen, die zum Suizid neigen, bei ihrer Selbsttötung zu unterstützen.

Das ist eine neue Lesart des Wortes „helfen“. Sie wird auch von Eveline van Dijck verwendet. „Einmal angenommen, es gäbe diese Option, es gäbe tatsächlich eine gewisse Möglichkeit, und einmal angenommen, es ginge überhaupt nicht mehr, dann könnten wir einmal zusammen überlegen, und dann würden wir doch wenigstens die richtigen Medikamente kennen, nicht wahr? Einnehmen müsstest du sie dann natürlich schon selbst, aber wenn es diese Möglichkeit doch wenigstens gäbe! Ich habe das Gefühl, für meine Schwester wäre das eine große Beruhigung gewesen.“ Die im Film gezeigten Hinterbliebenen der Menschen, die sich das Leben genommen haben, vertreten alle diese Meinung. „Helfen können“ ist für die Befragten ein Synonym für Hilfe zur Selbsttötung. Einer der Hinterbliebenen äußert sich so: „Als Tier wärst du besser dran. Dann würdest du zum Tierarzt gebracht (...) und bekämst dort eine Spritze.“ Dass viele der Hinterbliebenen sich fragen, ob der Suizid weniger grausam verlaufen wäre, wenn sie dabei mitgeholfen hätten, ist naheliegend. Aber ebenso erwartbar ist, dass sich einige Hinterbliebene die quälende Frage stellen, ob sie möglicherweise noch etwas hätten tun können, um den Suizid eines geliebten Menschen zu verhindern. Von dieser Gruppe der Leidtragenden kommt in dem Film nicht einer zu Wort. Im Anschluss ist Els Borst zu sehen, Parteimitglied der linksliberalen D66 und ehemalige Gesundheitsministerin, die Frau, die mit dazu beigetragen hatte, das Gesetz zur Regelung der aktiven Sterbehilfe und der Beihilfe zum Suizid von 2001 durchzusetzen. Sie erklärt, das Gesetz schließe psychische Erkrankungen nicht aus, nach dem Gesetz sei aktive Sterbehilfe oder Hilfe zur Selbsttötung auch in diesen Fällen erlaubt. Borst fordert: „Der Psychiater muss das Thema enttabuisieren“. Unter „enttabuisieren“ versteht sie, dass die Psychiater aktive Sterbehilfe und die Hilfe zur Selbsttötung in ihren Gesprächen mit chronisch psychiatrischen Patienten ansprechen sollen. Auf diese Weise könnten sie den Patienten zu verstehen geben, dass sie darum bitten dürfen. Viele Ärzte würden das leider nicht tun, meint die ehemalige Gesundheitsministerin.

Bei einer Debatte über diesen Dokumentarfilm, die der Humanistische Verband im Sommer 2008 in Apeldoorn organisiert hatte, nahm Rob Jonquière, der Vorsitzende der Sterbehilfeorganisation NVVE, die anwesenden Psychiater unter Beschuss. Warum verweigerten sie ihren Patienten die Hilfe zur Selbsttötung, wo doch Hausärzte ihren Patienten, wenn diese darum bäten, diese Hilfe gewährten? „Was unterscheidet sie von einem Hausarzt? (…) Warum kann der behandelnde Psychiater das nicht, das begreife ich einfach nicht.“

Was dabei völlig außer Acht bleibt, ist die Möglichkeit, dass Psychiatriepatienten in ihrem Todeswunsch beeinflusst werden könnten – von ihrer Krankheit, von ihren Angehörigen oder womöglich von ihrem Arzt. Würde ein Psychiater das Thema aktive Sterbehilfe oder Hilfe zur Selbsttötung einem Patienten gegenüber von sich aus ansprechen, könnte das eine suggestive Wirkung entfalten. Möglicherweise wird der Wunsch einer Selbsttötung überhaupt erst geweckt, weil der Arzt das Thema ungefragt anspricht (vgl. Kap. XIII, S. 205f.). Auch Angehörige, die möglicherweise schon jahrzehntelang unter den Folgen der psychischen Erkrankung des Patienten zu leiden hatten, könnten Druck auf den Kranken ausüben, den Tod für sich zu wollen (vgl. Kap. XII, S. 201ff.). Und auch die psychische Erkrankung selbst kann bei einem Patienten den Wunsch aufkommen lassen, das eigene Leben zu beenden, was Zweifel aufkommen lässt, ob es sich bei dieser Entscheidung für den Tod um eine freie Entscheidung oder um ein Krankheitssymptom handelt. Solche Fragen werden in dem Film jedoch gar nicht erst gestellt. Die Dokumentation geht von einer Welt aus, in der jeder, auch ein Psychiatriepatient mit suizidalen Neigungen, völlig frei seine Entscheidungen treffen kann, ohne Gefahr zu laufen, von irgendjemandem oder irgendetwas beeinflusst zu werden.

„Bevor ich es vergesse" – ein Film über lebensbeendende Maßnahmen bei beginnender Demenz

Ähnlich ist es bei der Dokumentation „Bevor ich es vergesse“ (Originaltitel: *Voor ik het vergeet*), einem Film, den Nan Rosens

2008 für das öffentlich-rechtliche Fernsehen gedreht hat. Thema des Films ist die Hilfe zur Selbsttötung für Menschen mit beginnender Demenz. Auch diese Dokumentation entstand unter Mitwirkung des Humanistischen Verbands und der NVVE sowie mit Unterstützung der Dokumentarfilmerin Eveline van Dijck und der Stiftung *De Einder*.

„Bevor ich es vergesse" handelt von Paul van Eerde, einem „überzeugten Lebensgenießer", bei dem eine beginnende Demenz diagnostiziert wird – für ihn das auslösende Moment, über eine Selbsttötung nachzudenken. „Ich will nicht als Zombie mit einer nassen Windel im Rollstuhl enden", zitiert ihn seine Frau. (Wie wir in Kapitel XIII noch sehen werden, wird das Bild des „Zombies mit der Windel" in den Niederlanden häufig verwendet, um Menschen mit Demenz zu beschreiben.) Der Sohn nennt als Begründung für die Entscheidung seines Vaters: „Das wollte er uns nicht antun." Die Tochter erzählt vom Todeswunsch ihres Vaters: „Das war mein Vater, wie ich ihn kannte. Damit bekam es gleich etwas Schönes und Starkes." Paul van Eerde spricht mit seinem Hausarzt über seinen Wunsch zu sterben. Der aber sagt, er halte nicht viel von Hilfe zur Selbsttötung. Wenn der Arzt nicht zustimmt, kann der Patient seinen Wunsch nicht durchsetzen. Den Arzt zu wechseln ist nicht so einfach, denn für gewöhnlich haben Niederländer zu ihrem Hausarzt eine über viele Jahre gewachsene Vertrauensbeziehung. Wenn der Hausarzt nicht helfen will, gestaltet sich die praktische Umsetzung einer assistierten Selbsttötung sehr schwierig.

Im Frühjahr 2006 äußerte Paul van Eerde seinen Wunsch zu sterben vorübergehend seltener. Seine Frau schildert das Dilemma, in dem sie sich damals befand. Einerseits wollte sie ihn nicht zur Eile drängen, andererseits durfte er auch nicht zu lange warten, weil er es sonst vergessen oder sich nicht mehr selbst töten könnte. „Was mir manchmal wirklich zu schaffen macht, ist, diese Unsicherheit zu ertragen, und dann denke ich: Hau doch den Knoten durch und mach es einfach. Aber das liegt auch an meiner Angst, an meiner Sorge, dass er so lange wartet, bis er es nicht mehr begreift, nicht mehr will und nicht mehr kann." Seine Tochter beschreibt ebenfalls die Schwierigkeiten ihres Vaters, den richtigen Moment für seine beabsichtigte Selbsttötung zu finden. Sie zitiert ihn: „Also, der Zeitpunkt wird wirklich ein Problem, jetzt kann ich mein Leben ja noch genießen, aber na ja, ich darf nicht zu lange warten, denn wenn ich mich zu spät entscheide, dann geht es nicht mehr." In der Zwischenzeit hatte van Eerde Rat bei Ton Vink gesucht, einem Berater der Stiftung *De Einder*, die Menschen unterstützt, die sich das Leben nehmen wollen. Vink bewegt sich damit am Rande oder sogar jenseits der Legalität.

Als van Eerde erneut eine Panikattacke überfällt, beschließt er, dass der Augenblick bald gekommen sei, seinem Leben ein Ende zu setzen. Seine Frau zitiert ihn: „Wir fahren schön in Urlaub, dann genießen wir den Urlaub, und wenn wir zurückkommen, dann regeln und ordnen wir alles und legen ein Datum fest." Paul van Eerde gibt noch ein Abschiedsfest für seine Freunde. Als sein Sohn sieht, wie sich der Vater von seinen beiden besten Freunden verabschiedet, bricht er in Tränen aus, aber van Eerde versteht nicht mehr so recht, warum sein Sohn eigentlich weint.

Die Familie zieht sich anschließend in ihr Haus zurück. Der Zeitpunkt ist gekommen. Van Eerdes Ehefrau berichtet: „Als wir zusammen zum Schlafzimmer gingen, wo alles bereitstand, ja, da hatte ich so ein Gefühl, ja, das muss jetzt wohl sein, mir war gar nicht klar, was da eigentlich passiert ist, und irgendwie habe ich das immer noch nicht begriffen.

Manchmal denke ich: Was hat er wohl um Himmels Willen gefühlt, als er damals ins Schlafzimmer geschlurft ist, um das Zeug zu schlucken?“ Sein Sohn erzählt: „Mein Vater sah ganz froh und erleichtert aus, als er den Brei aufgegessen hatte.“

Aber obwohl der Brei eine Menge Medikamente enthielt, starb Paul van Eerde nicht, sondern verlor nur das Bewusstsein. Panisch rief die Familie am nächsten Tag den Hausarzt zu Hilfe, doch der weigerte sich, den Vater zu töten. Nach zwei Tagen starb Paul van Eerde, die Pillen hatten schließlich doch gewirkt. Die Tochter beschreibt das paradoxe Gefühl der Erleichterung, das sie damals überkam: „Es ist so ungeheuer merkwürdig, dass man danach nicht traurig, sondern froh ist. Er hat es geschafft! *Yes, he did it!*“

Im Internet bekam die Dokumentation „Bevor ich es vergesse“ sehr viele zustimmende Reaktionen, mit dem Tenor, dass die aktive Sterbehilfe und die Beihilfe zum Suizid in den Niederlanden noch nicht gut genug geregelt seien. Die Dokumentation wurde 2008 von den Fernsehzuschauern als beste Sendung in der Reihe „Dokument“ gewählt und erhielt 2012 beim Filmfestival „The End“ den Publikumspreis.

Eine Debatte über diese TV-Doku, die am 11. November 2008 in Amsterdam stattfand und zu der man keinen einzigen Gegner der aktiven Sterbehilfe oder der Beihilfe zur Selbsttötung eingeladen hatte, begann auf Anregung des Moderators Lex Bohlmeijer mit einem großen Applaus für Familie van Eerde. „Eine mutige Familie“, wie Bohlmeijer betonte. Die Schriftstellerin Stella Braam berichtete in der Debatte, dass ihr Vater ebenfalls dement sei, aber zu spät um Hilfe zur Selbsttötung gebeten habe. Weil er zu diesem Zeitpunkt nicht mehr einwilligungsfähig war, habe der Arzt des Pflegeheims die Mitwirkung verweigert. Als Tochter habe sie vielleicht den richtigen Zeitpunkt verstreichen lassen, weil sie aus Liebe zu ihrem Vater nicht wollte, dass er starb. Daher wolle sie anderen Betroffenen raten, einen „objektiven Außenstehenden“ zu bestimmen, der darauf achtet, dass der Demenzkranke nicht zu lange wartet und sich für den Tod entscheidet, solange er noch einwilligungsfähig ist.

Denn aktive Sterbehilfe ist in den Niederlanden bei Demenz nur erlaubt, solange der Betroffene noch einwilligungsfähig ist und sich ein Arzt dazu bereitfindet, erläuterte die Juristin Esther Pans. Mittlerweile seien den Kontrollinstanzen für aktive Sterbehilfe ziemlich viele Fälle aktiver Sterbehilfe bei Demenzkranken gemeldet und von diesen auch gebilligt worden. Esther Pans kommentierte: „Der Spielraum dazu ist da.“ Die Hausärztin Sytske van der Meer, die sich dazu bekennt, bei Menschen mit beginnender Demenz zweimal aktive Sterbehilfe geleistet zu haben, stimmte ihr zu: „Der Ball kommt ins Rollen.“

Aber nicht alle Ärzte wirken ohne Weiteres mit. Bei Menschen mit beginnender Demenz bewegt sich die aktive Sterbehilfe am Rande der Legalität und ist daher unter Ärzten nicht so unumstritten wie bei anderen Krankheiten, etwa bei Krebs. Petra de Jong, die Geschäftsführerin der Sterbehilfeorganisation NVVE und selbst Ärztin, war der Auffassung, dass man disziplinarisch gegen Ärzte vorgehen sollte, die sich weigern, aktive Sterbehilfe zu leisten, und es zudem ablehnen, ihre Patienten an einen Arzt zu überweisen, der sich dazu bereit erklärt. Damit wollte sie die Ärzte zur Mitwirkung zwingen. Auf einem anderen Blatt steht die Frage, ob Menschen, die den Wunsch zu sterben äußern, dies tatsächlich wünschen oder sich durch die schlechte Betreuung dazu gedrängt fühlen. Dazu äußerte der flämische Medizinethiker Chris Gastmans in der Debatte, das Recht auf eine gute Betreuung müsse in unserer heutigen Zeit, in der die Zahl älterer, demenzkranker Menschen wegen der Überalterung unserer Gesellschaft stark zunehme, gesetzlich verankert werden. Denn andernfalls könnten sich diese Menschen unter Druck gesetzt fühlen, sich für den Tod zu entscheiden. Diese Bemerkung – die einzige ein wenig abweichende Meinung, die in der Amsterdamer Debatte zu hören war – provozierte beim Vorsitzenden des Humanistischen Verbands Rein Zunderdorp einen Wutausbruch. Er bezeichnete es als „ein bisschen schäbig, in dieser Weise gegen das Selbstbestimmungsprinzip Stimmung zu machen".

Aktive Sterbehilfe für Demenzkranke ist eines der drei Streitthemen, auf die sich die Sterbehilfeorganisation NVVE im Jahr 2008 festgelegt hat und zu denen sie seither zusammen mit dem Humanistischen Verband Kampagnen durchführt.

Aktive Sterbehilfe und Hilfe zur Selbsttötung bei Menschen mit beginnender Demenz, die noch lichte Momente haben, in denen sie einwilligungsfähig sind, finden in der Praxis bereits statt. Diese Fälle lassen sich mit dem niederländischen Sterbehilfegesetz vereinbaren.

Die Befürworter einer erweiterten Anwendung der aktiven Sterbehilfe plädieren dafür, aktive Sterbehilfe auch bei fortgeschrittener Demenz zu leisten, sofern die Demenzkranken zu einem früheren Zeitpunkt entschieden haben, in welcher Phase der Krankheit ihr Leben beendet werden soll. Derzeit schrecken Ärzte davor zurück, weil es schwierig ist, den Zeitpunkt für die Lebensbeendigung eines Demenzkranken festzulegen. Das gilt vor allem, wenn sich der demente Patient, dessen Leben beendet werden soll, nicht mehr erinnert, jemals um aktive Sterbehilfe gebeten zu haben. Die NVVE versucht, Ärzte zu überzeugen, diese Zurückhaltung aufzugeben, indem sie „weitere Aufklärung" betreibt. Doch wie bereits erwähnt, schließt NVVE-Geschäftsführerin Petra de Jong auch disziplinarische Maßnahmen nicht aus. „Bisher hat es (…) leider nur wenig Ärzte gegeben, die den Mut aufbrachten, dementen Menschen die erbetene Sterbehilfe zu leisten“, schreibt die Sterbehilfeorganisation in ihrem Aktionsplan.

2011 haben die regionalen Kommissionen zur Kontrolle der aktiven Sterbehilfe und der Beihilfe zur Selbsttötung gemeinsam und einstimmig einen ersten Fall von aktiver Sterbehilfe bei einer Patientin mit fortgeschrittener Demenzerkrankung gutgeheißen. Die 68-Jährige hatte, als sie noch einwilligungsfähig war, eine Verfügung verfasst, in der sie im Falle einer Demenzerkrankung um aktive Sterbehilfe bat. Zwei vom Hausarzt zu Rate gezogene Ärzte urteilten unterschiedlich über die Frage, ob die Patientin ihren Wunsch zu sterben noch wiederholte, wenn auch in einfachen Worten. Nachdem der Hausarzt das Leben der Frau beendet und dies gemeldet hatte, urteilten die regionalen Kontrollkommissionen, dass eine Bestätigung der Verfügung nicht immer notwendig sei. Am letzten Tag ihres Lebens wusste die Frau tatsächlich nicht, dass ihre Bitte, sterben zu dürfen, heute erfüllt werden sollte (Reerink 2013).

Ein Buch über die Lebensbeendigung bei einem Elfjährigen

Seit der Legalisierung der aktiven Sterbehilfe und der Hilfe zur Selbsttötung hat sich auch die Lebensbeendigung bei Kindern zu einem Streitpunkt entwickelt. Nach dem Sterbehilfegesetz ist aktive Sterbehilfe ab dem zwölften Lebensjahr erlaubt, also sobald Kinder selbst mitreden können. Doch in der Praxis gibt es auch lebensbeendende Maßnahmen bei Kindern unter zwölf Jahren, was kaum überraschen kann, denn bekanntlich hält sich Leid nicht an Altersgrenzen.

Laut Gesetz ist aktive Sterbehilfe bei Kindern unter zwölf Jahren verboten, dennoch wird sie praktiziert. Das wissen wir aus einer 2001 durchgeführten Studie über medizinische Entscheidungen am Lebensende von Kindern. Bei dieser Studie wurde in etwa dieselbe Methode angewandt wie in den mehrfach neu aufgelegten Untersuchungen zur aktiven Sterbehilfe und zur Beihilfe zum Suizid sowie zur Lebensbeendigung ohne Verlangen (vgl. Kap. V, S. 66f. und Kap. VI, S. 92f.). Ärzte konnten in diesen Studien anonym über ihr eigenes Handeln berichten (Vrakking et al., 2005, S. 802-809).

Wenn Ärzte das Leben eines Kindes beenden, geschieht das meist auf Wunsch der Eltern. Aus der Studie geht jedoch hervor, dass Ärzte in Einzelfällen auch das Leben eines Kindes beendet haben, ohne dass das Kind oder die Eltern darum gebeten hatten.

Um Verständnis für Ärzte zu wecken, die das Leben schwer kranker Kinder beenden, hat der Kinderarzt Paul Brand 2006 den Roman „Der Stuhl Gottes" (Originaltitel: *De stoel van God*) veröffentlicht (Brand, 2006). Die darin geschilderten Krankengeschichten habe er aus dramaturgischen Gründen ein wenig übertrieben, erklärt der Autor. Das Buch wurde im Fernsehen und in der Presse wohlwollend bis begeistert aufgenommen. Held des Buches ist der Arzt Theo van Diepen, der das grausame Sterben seiner Großmutter nicht vergessen kann, die in ihren letzten Augenblicken unter schweren Schmerzen litt. Als Assistenzarzt erlebt van Diepen mit, wie ein erfahrener Kollege ins Gerede kommt, weil er das Leben eines Kindes, das an einer schweren Form von offenem Rücken und einem Wasserkopf litt, während eines starken epileptischen Anfalls beendete. Dem jungen Arzt van Diepen erscheint diese Vorgehensweise als mustergültiges, gutes medizinisches Handeln, denn die lebensbeendenden Maßnahmen haben Leid vermieden, und das sei schließlich die Aufgabe eines Arztes: „Primum non nocere, zuerst einmal nicht schaden." Aber die Staatsanwaltschaft macht klar, dass so etwas auf keinen Fall noch einmal vorkommen dürfe.

Der Romanheld beobachtet während seiner Assistenzarztzeit auch einen Fall, bei dem der ihn ausbildende Arzt anders handelt. Sven, ein Junge, der an einer fortschreitenden Muskelerkrankung leidet, liegt im Sterben und leidet unter Atemnot. „In einer idealen Welt würde ich diesem Jungen jetzt, natürlich in Absprache mit seinen Eltern, zuerst einen kräftigen Schuss Morphin verabreichen, damit er tief schläft, und ihm dann Norcuron geben, Theo. Das würde seine Muskeln lähmen, und er würde aufhören, zu atmen und nach Luft zu schnappen. Dann könnte er ruhig auf dem Schoß seines Vaters oder seiner Mutter einschlafen. Doch das ist gesetzlich nicht erlaubt." Abends sagt Theo van Diepen voller Wut zu seiner Frau: „Wir haben in den Niederlanden dafür als einziges Land der Welt eine gute gesetzliche Regelung, *nur nicht* für Kinder."

Später, als auf Lungenerkrankungen spezialisierter Kinderarzt, ist er für die Behandlung des Jungen Klaas verantwortlich, der an der schweren Erbkrankheit Mukoviszidose leidet. Theo van Diepen spricht mit Klaas' Mutter Annemarie über lebensbeendende Maßnahmen bei Kindern. „Es muss doch möglich sein, Kinder mit einem grauenhaften Leiden das letzte Stückchen ihres Lebenswegs anständig und ohne Schmerzen und Elend durchleben zu lassen und ihnen einen sanften Tod zu gönnen! Das muss sich doch regeln lassen!" „Da bin ich ganz Ihrer Meinung", erwidert Annemarie. „Aber dazu muss man den Mut haben, sich an Gottes Stelle zu setzen. Und das ist nicht bequem." „Nein, Gottes Stuhl ist nicht bequem. *Ganz sicher* nicht. Aber man kann ihn auch nicht unbesetzt lassen. *Irgendjemand* muss sich darauf setzen. Denn wenn man nichts tut und das Kind leiden lässt, hat man sich ebenfalls auf Gottes Stuhl gesetzt."

Klaas wächst mit seiner schweren Krankheit heran. Lange Jahre geht es gut. Bei seinen zahlreichen Krankenhausaufenthalten lernt er Kim kennen, ein Mädchen, das wie er an zystischer Fibrose bzw. Mukoviszidose leidet. Doch dann scheitert bei ihr eine Lungentransplantation, die eigentlich ihre Rettung sein sollte. Zuerst schwillt Kim schrecklich an, dann stirbt sie. Der kleine Klaas ist am Boden zerstört. Er ist sich nun sicher, dass er keine Lungentransplantation will.

Aber seine Eltern möchten doch, dass er eine neue Lunge bekommt. Da aber Klaas und seine Eltern ein herzliches Verhältnis haben und viel Verständnis füreinander aufbringen, nehmen die Eltern seine Ablehnung ernst. Als es Klaas zunehmend schlechter geht, spricht der Arzt Theo van Diepen das Thema Lebensbeendigung an. „Wenn der Zeitpunkt gekommen ist, sollte ich ihm, denke ich, etwas geben, was das Sterben … leichter macht, und schneller … Um einen guten Tod zu haben." Das will Klaas, und das wollen auch seine Eltern. Im Folgenden geht der Roman auf die rechtlichen Probleme ein. Theo van Diepen bringt die Vereinbarung zu Papier und legt sie Klaas' Eltern vor. „Nachdem sie alles gelesen hatten, erzählte ich ihnen von dem Gesetz, das es mir untersagt, so zu handeln, wie wir es mündlich und schriftlich vereinbart hatten, weil Klaas noch nicht zwölf Jahre alt war. Sie blickten mich ungläubig an. Wie konnte das denn sein? Wenn es etwas gab, das unfair war, dann doch sicherlich, hinzunehmen, dass ein unheilbar krankes Kind einem schrecklichen Tod entgegensah. Dagegen musste der Staat, der Gesetzgeber doch etwas tun! So etwas war doch einfach nicht möglich! Trotzdem ist es so, bestätigte ich. Und obwohl es nicht erlaubt war, musste es doch geschehen. Dazu sah ich zwei Möglichkeiten: entweder einen natürlichen Tod als Todesursache anzugeben und mich damit der Urkundenfälschung schuldig zu machen oder ehrlich zu sein und einen unnatürlichen Tod zu bescheinigen. Ich entschied mich, ehrlich zu bleiben, denn hier gab es nichts zu verbergen oder zu vertuschen. Schließlich tat ich doch das Richtige. Oder etwa nicht? Ja, dieser Meinung waren sie auch."

Schließlich stirbt Klaas mit elf Jahren, inzwischen sehr kurzatmig und krank, durch lebensbeendende Maßnahmen. „Danach nahm ich die Spritze mit der klaren Flüssigkeit des Muskelrelaxans. Ich betrachtete schweigend Klaas' Gesicht, er schlief ruhig, voller Vertrauen, ohne Schmerzen und Angst. So sollte es sein, dachte ich. So sollte man sterben *können*, wenn das Leben und vor allem der letzte Lebensabschnitt schon so sehr von Schmerz und Elend geprägt ist. *Das ist jetzt meine Pflicht als Arzt.* Das ist das *primum non nocere* meines hippokratischen Eides – vor allem nichts Böses tun, keinen Schaden zufügen. Das tue ich hiermit."

Nachdem Klaas gestorben ist, meldet Theo van Diepen dem örtlichen Leichenbeschauer, dass es sich um keinen natürlichen Tod handle. Der Staatsanwalt schaltet sich ein, das Gericht befasst sich mit dem Fall. Theo van Diepen beklagt das mangelnde Verständnis. „Es ist nicht hundertprozentig nach den Regeln des Gesetzes gelaufen. Aber in Klaas' Fall lief das alles so … es ist einfach so gelaufen, weil die Krankheit Klaas eingeholt hat. Da war keine Zeit für juristische Finessen, für Details, für umständlichen, umfänglichen Papierkram und eine gigantische Bürokratie. Es gab ein todkrankes Kind, dem geholfen werden musste. Es war einfach die einzige Art von Hilfe, die hier noch möglich war. Was sollte nun schwerer wiegen? Die Interessen dieses todkranken Kindes und seiner Eltern oder die des Gesetzes? Darüber muss das Gericht urteilen."

Dann folgt das Urteil. „Als die Richterin das Urteil verlas, hatte sie nur Augen für ihr Papier, nicht für mich." Theo van Diepen wird des Mordes für schuldig befunden, wobei die Richterin anmerkt, dass der Begriff Mord hier als rein juristisch-technischer Begriff zu verstehen sei und es sich dabei nicht um einen Akt handle, der in der Gesellschaft als Mord verstanden werde. Die Strafe beläuft sich auf eine Woche Haft auf Bewährung.

„Der Stuhl Gottes" ist ein Roman, er ist Fiktion, ein Fantasiegebilde, und doch ist unverkennbar, dass der Autor nahe an der Wirklichkeit bleibt. Denn das Buch gibt sowohl einen realistischen Einblick in die Pflichten und Probleme eines Arztes als auch in seine Denk- und Handlungsweisen. Der Roman schildert auf erschütternde Weise das Leben, aber auch das Sterben einiger sehr kranker Kinder. Neben all den gut nachvollziehbaren Schilderungen von Emotionen plädiert der Autor für einen bestimmten Standpunkt, den Standpunkt, dass aktive Sterbehilfe auch bei Kindern erlaubt werden sollte. Er versucht, den Leser in ähnlicher Weise zu überzeugen wie die bereits geschilderten Filme, Dokumentationen und das Theaterstück über lebensbeendende Maßnahmen. Auch in diesem Buch wird der Öffentlichkeit ein idealisiertes Bild einer Lebensbeendigung vermittelt. Die Familienangehörigen, in diesem Fall Klaas' Eltern, lieben sich ebenso, wie sie ihr Kind lieben; zu keiner Zeit spielen Neid, Streit, gegensätzliche Interessen oder Scheidung eine Rolle, man liest immer nur von Liebe, Harmonie und Verständnis. Sowohl im Verhältnis zwischen Arzt und Patient als auch zwischen Arzt und Eltern herrschen Harmonie und gegenseitiges Verständnis.

Ob allerdings in der realen Welt, in der neben Liebe und Verständnis auch Verständnislosigkeit, Ehrgeiz, Ekel, Angst, Verrat und Eitelkeit eine Rolle spielen, in der es neben harmonischen auch unharmonische Familien gibt, solche idealisierten Geschichten etwas nützen, ist fraglich.

Ein natürlicher Tod wird im Roman als etwas Grauenhaftes beschrieben. Die Großmutter des Arztes leidet unter unerträglichen Schmerzen, Sven, eine Nebenfigur, stirbt den Erstickungstod, Klaas' Freundin Kim schwillt am Ende ihres Lebens bis zur Unkenntlichkeit an. Doch sobald ein Arzt eingreift und wie bei Klaas das Sterben aktiv herbeiführt, wird der Sterbeprozess als harmonisch und würdevoll beschrieben. Der Arzt, der das wagt, der Arzt, der das Sterben beherrscht, wird als mutig vorgeführt.

Regeln werden im Roman als „Bürokratie“, als „juristische Finessen“ oder als „Papierkram“ bezeichnet, als etwas, das der tagtäglichen Praxis eines Arztes nicht gerecht werde. Während die Menschen, die sich in diesem Roman für eine Lebensbeendigung entscheiden, einander immer liebevoll ansehen, ist die Justiz kalt und mitleidlos; die Richterin sieht dem angeklagten Arzt nicht in die Augen, als sie das Urteil „Mord“ verliest. Die Entscheidung der Richterin entspricht in etwa der niederländischen Praxis, ebenso wie ihre Bemerkung, dass das, was nach dem Gesetz als Mord gelte, nicht dem entspreche, was man im normalen Leben unter Mord verstehe. Niederländische Richter schrecken tatsächlich davor zurück, eine regelwidrige Lebensbeendigung als „Mord“ zu bezeichnen, auch wenn sie es dem Gesetz nach ist (vgl. Kap. V, S. 73 und Kap. VI, S. 79f.).

An einem wesentlichen Punkt verwendet der Autor einen interessanten Euphemismus. Der Grundsatz „primum non nocere – vor allem nicht schaden“, zu dem sich Ärzte in ihrem

Eid verpflichten, erhält so eine völlig neue Bedeutung. Theo van Diepen ist der Auffassung, diesem am ehesten gerecht zu werden, indem er Klaas' Leben beendet.

Das ist neu; bisher wird in den Niederlanden die Beendigung eines Lebens in gewissen Fällen als gerechtfertigt angesehen, als kleineres Übel, das in einer Notlage einem größeren Übel, nämlich dem Leid, vorzuziehen ist. Die Tötung wird dadurch jedoch nicht beschönigt, sie bleibt ein Problem für das ärztliche Selbstverständnis. Der Held des Romans betrachtet es als seine Pflicht, Leid zu vermeiden. Gelingt das nicht durch Heilung, dann muss er es durch eine Lebensbeendigung tun. Wenn diese Pflichtauffassung unter den niederländischen Ärzten Gemeingut werden sollte und sie es als ihre Pflicht betrachteten, Leid notfalls auch durch die Lebensbeendigung nicht einwilligungsfähiger Patienten zu vermeiden, würde das ihre Verantwortung und ihre Macht beträchtlich vergrößern.

Brands Buch hat eine breite Diskussion ausgelöst, in der die zustimmenden Reaktionen überwiegen. Der Roman verkauft sich bisher unerwartet gut, er liegt in der sechsten Auflage vor, und die Zahl der bislang verkauften Exemplare beläuft sich auf circa 10.000.

In einer Reaktion auf dieses Buch beschrieb die Mutter eines schwer kranken, siebenjährigen Kindes im Oktober 2007 ihre Sorgen und ihre Liebe zu ihrem Sohn (*www.destoelvangod.nl*). Sie fragte sich, warum sie nicht dafür plädieren darf, sein Leben zu beenden. „B. hat ein hartes Leben, sehr viele Klinikaufenthalte, sehr viele Untersuchungen, viele Schmerzen und viel Kummer, eine Unmenge zusätzlicher Komplikationen (...). Auf der Skala eines kindgerechten Lebens erzielt er keinen einzigen Punkt. (...) Wir sind traurig über B., und sein Tod wird diese Traurigkeit nicht verringern, aber er wäre von den Schmerzen und der Hoffnungslosigkeit, dem Verfall und dem Kampf befreit ... Ich liebe den kleinen Kerl von ganzem Herzen, aber mein Kummer ist unermesslich. Über ihn, seinen kleinen Bruder, seine Schwester, über die ganze Familie. Es ist alles so unglaublich sinnlos. In Pflegeheimen gibt es für ihn keine angemessene Betreuung, diese Pflege können sie einfach nicht bieten (...). Zuhause können wir alles Menschenmögliche dafür tun, um ihn zu umsorgen (...) Warum darf ich hier nicht darüber sprechen, warum schneidet man mir das Wort ab, warum kann man gar nicht sagen, dass dieses Leben für alle Betroffenen eigentlich nur eine Qual ist? Warum darf man das hier nur bei ungeborenen Kindern und bei (...) einwilligungsfähigen erwachsenen Patienten thematisieren?" Diese Mutter war froh über Paul Brands Buch, sie denkt, dass es auch für ihr schwer krankes Kind besser wäre zu sterben. Nach ihrer Reaktion auf der Website des Autors wurde sie in der Tageszeitung *NRC Handelsblad* anonym interviewt (Kooijman, 2009).

Die sich daraufhin entwickelnde Diskussion wurde von *Rondom Tien,* einer Diskussionssendung im öffentlich-rechtlichen Fernsehen, aufgegriffen (Rondom Tien, NCRV, 2009). Darin kamen Eltern mehrfach behinderter Kinder zu Wort. Ihr Kind führe kein sinnvolles Leben, erklärte eine Mutter. „Sie weiß nichts, sie kann nichts, sie ist eigentlich nichts", sagte die Mutter der neunjährigen Livia. „Sie kann nach einem Spielzeug greifen, seit neun Jahren nach ein- und demselben. (...) Ich glaube nicht, dass man Kinder bekommt, um sie so leiden zu sehen. Das ist nichts, und das wird nichts. Ich liebe sie, und sie ist mein Kind, aber ich glaube, dass die höchste Form der Liebe für mein Kind, für unser Kind, vielleicht auch darin bestünde, sagen zu können: Wir dürfen sie gehen lassen, wir können sie gehen lassen, es ist gut so, es ist zu Ende, du musst nicht mehr weiterleben." Auf die Frage des Interviewers Cees Grimbergen, ob sie den Tod ihrer Tochter als Befreiung empfinden würde, antwortete sie mit „Ja". Sie berichtete, dass sie mit den Ärzten ihrer Tochter vereinbart habe, lebensbedrohliche Erkrankungen nicht zu behandeln, und gestand ein, dass sie auf den Moment warte, in dem eine solche Erkrankung eintritt. Das Leiden ihrer Tochter sei aussichtslos und unerträglich.

Die Leidener Ethikerin Dorothea Touwen plädierte in dieser Fernsehsendung – wie schon zuvor in der Diskussion über aktive Sterbehilfe und Beihilfe zur Selbsttötung – dafür, auch „offen" über mehrfach behinderte Kinder zu sprechen. Was unter dieser Offenheit zu verstehen ist, machte eine spätere Äußerung Touwens klar. Sie meinte, Eltern und Ärzte seien sich darüber einig, dass es möglich sein müsse, bei Kindern „mit einer Lebensqualität unter Minimalniveau" von einer Behandlung abzusehen oder deren Leben aktiv zu beenden. Die Frage, was denn unter „Lebensqualität unter Minimalniveau" zu verstehen ist und wer das bestimmt, wurde nicht gestellt. Die Kinderärztin Adri Burger berichtete, dass sie Eltern solcher Kinder frage, ob sie eine Behandlung ihres Kindes wünschen, wenn es beispielsweise an einer Lungenentzündung erkrankt. Diese Wahl, sein Kind behandeln zu lassen oder nicht, sollte Eltern offen stehen, pflichtete Livias Mutter bei.

Die Tatsache, dass mehrfach behinderte Kinder bei einer Lungenentzündung manchmal auf Wunsch der Eltern keine Antibiotika erhalten, macht deutlich, wie sich das Urteil über das Leben eines anderen Menschen in der Praxis auswirken kann. Das Leben eines Kindes wird in diesen Fällen als wenig sinnvoll erachtet, und daher wird ihm ein simples entzündungshemmendes Medikament vorenthalten, ein Medikament, das wenig kostet und keine Schmerzen verursacht.

Neugeborene

Auch eine endgültige Grenze, was das Thema Lebensbeendigung bei Neugeborenen in den Niederlanden betrifft, ist noch nicht gezogen. In den vergangenen Jahren plädierten einflussreiche Kinderärzte dafür, noch einen Schritt weiter zu gehen als bislang. Sie haben Babys im Blick, die zwar ohne intensivmedizinische Versorgung überleben können, aber schwer krank oder behindert sind und daher leiden. Während es bisher um Neugeborene mit einer begrenzten Lebenserwartung ging, handelt es sich hier um behinderte Babys, die ohne intensive Behandlung weiterleben können. Darf man ihr Leben beenden?

2005 wurde diese weitergehende Form der Lebensbeendigung bei Neugeborenen im „Groninger Protokoll“ geregelt, einem Regelkatalog, der im damaligen Universitätskrankenhaus Groningen aufgestellt wurde (Verhagen/Sauer 2005 und Verhagen 2009, S. 26). Die Sorgfaltsregeln des Groninger Protokolls selbst sind für alle, die die bisherige Diskussion über aktive Sterbehilfe in den Niederlanden verfolgt haben, eigentlich nicht aufsehenerregend: Der Arzt, der das Leben eines Neugeborenen beendet, muss einen unabhängigen Kollegen zu Rate ziehen, die Eltern müssen dem Vorgehen zustimmen, die lebensbeendenden Maßnahmen müssen sorgfältig durchgeführt werden, und das Leiden des betreffenden Kindes muss aussichtslos und unerträglich sein.

Neu ist also vor allem der Personenkreis, auf den sich das Groninger Protokoll bezieht. Während es in den früheren Fällen, zu denen sich die Gerichte bereits geäußert hatten, um die Lebensbeendigung bei „austherapierten“ Babys ging – um

Neugeborene, die man aufgegeben hatte und bei denen der Tod nicht so schnell wie erwartet eintrat –, geht es hier um Babys, die eigentlich weiterleben könnten, deren Weiterleben aber wegen eines krankheits- und behinderungsbedingten starken Leidens als unerwünscht gilt.

„Um Offenheit und Transparenz", sagt der Kinderarzt des Universitätsmedizinischen Zentrums Groningen, Eduard Verhagen, darum gehe es. Verhagen, der klar, besonnen und selbstsicher formuliert, hatte bei der Abfassung des Groninger Protokolls eine zentrale Rolle inne.

„Das Protokoll haben wir damals wegen eines Mädchens mit Epidermolysis bullosa, einer blasenbildenden Hauterkrankung, erstellt" (vgl. Kap. VI, S. 90; vgl. Schlikker, 2012). Dabei handelt es sich um eine äußerst schwere Erkrankung, bei der die Funktionsfähigkeit der Haut stark beeinträchtig wird. „Die Eltern waren uns eigentlich einen Schritt voraus; sie hatten sich bereits im Internet informiert, als wir ihnen die schlechte Prognose mitteilen wollten, und waren selbst zu dem Schluss gelangt, dass es im Interesse des Kindes liege, sein Leben zu beenden." Doch aufgrund der Rechtslage, die eine unverlangte Lebensbeendigung nicht zulässt, lehnten Verhagen und seine Kollegen diese Maßnahme ab. „Nach einigen Monaten starb das Kind an Pneumonie [Lungenentzündung, GvL]. Wir fragten uns anschließend, ob es nicht besser gewesen wäre, sein Leiden zu verkürzen." In Zukunft sollte das anders laufen.

Weil Verhagen öffentlich und nicht im Geheimen handeln wollte, war ihm daran gelegen, schriftlich fixierte Vereinbarungen zu treffen. So entstand das Groninger Protokoll, das aus der Rechtsprechung hervorgehende Entscheidungskriterien für die Erlaubnis zur Lebensbeendigung bei schwer leidenden Neugeborenen auflistet.

Laut Verhagen geht es im Groninger Protokoll nur um Neugeborene, die außerhalb einer Kinderintensivstation überleben können, aber dennoch ernstlich leiden. Jährlich gibt es nur sehr wenige Fälle, auf die das zutrifft. Bei ihnen handelt es sich in der Regel um Kinder, die nicht auf künstliche Beatmung angewiesen sind. Daher ist es bei ihnen nicht möglich, den erwünschten Tod durch das Einstellen der Behandlung herbeizuführen: „Es gibt hier nichts, was man einstellen könnte."

Die Ärzte entscheiden nach Maßgabe der Lebensqualität der Kinder, ob es für sie besser wäre zu sterben.

Das Groninger Protokoll wurde 2005 von der Niederländischen Vereinigung für Kinderheilkunde (NVK) zur landesweiten Richtlinie erklärt. Bei der Formulierung des Protokolls erhielten die Groninger Ärzte Unterstützung von der Staatsanwaltschaft, die sie darüber unterrichtete, was in früheren richterlichen Urteilen als legitim angesehen worden war. Wäre die Staatsanwaltschaft fest entschlossen gewesen, das Handeln, das da geregelt werden sollte, strafrechtlich zu verfolgen, hätte sie das natürlich nicht getan.

Lebensbeendigung ist in der Praxis zulässig, wenn der Arzt meint, dass das Kind aussichtslos und unerträglich leidet. Ob es auch zulässig ist, das Leben schwerbehinderter Neugeborener zu beenden, die ohne intensivmedizinische Betreuung auskommen, ist juristisch zwar noch in der Schwebe. Doch die Tatsache, dass Ärzte ein solches Handeln in einem eigens dafür erstellten Protokoll geregelt haben, zu dessen Formulierung die Staatsanwaltschaft beigetragen hat und dem offenbar auch die Kabinettsmitglieder nicht ablehnend gegenüberstehen, lässt vermuten, dass diese Form der Lebensbeendigung in den Niederlanden ebenfalls gute Chancen auf Akzeptanz hat.

Wohlgemerkt: Auch diese neuen, erweiterten Grenzen wären dann nicht vom niederländischen Gesetzgeber in öffentlichen Parlamentssitzungen festgelegt worden, sondern von den Ärzten selbst, die in Kommissionsitzungen, Gutachten und einem Groninger Krankenhaus die Grenzen des Erlaubten und Unerlaubten zu bestimmen versuchten (vgl. Kap. VI, S. 84f.). Ihnen – besser gesagt: dem aufsehenerregenden Teil der Kinderärzte, die lebensbeendendes Handeln als Option befürworten – ist damit ein weiterer Dammbruch gelungen. Die Richter, schließlich auch die Staatsanwaltschaft und die Regierung, sind diesen Ärzten auf ihrem Weg gefolgt.

Das Groninger Protokoll erregte im In- und Ausland erhebliches Aufsehen. Die Kritiker waren und sind beunruhigt, weil sie das Groninger Protokoll als eine allgemeine Regelung der Lebensbeendigung bei Babys lesen. Tatsächlich haben niederländische Gerichte aber schon vor der Veröffentlichung des Groninger Protokolls die Lebensbeendigung bei Neugeborenen in zwei Fällen für zulässig erklärt (s. Kap. VI, S. 79ff.). Ausländische Kritiker ereifern sich über das Groninger Protokoll, ohne zu begreifen, dass die Situation in den Niederlanden schon heute weit über das hinausgeht, was sie dort lesen. Ob die ausländischen Kritiker des Protokolls beruhigter wären, wenn sie diese Nuance erkennen würden, ist natürlich fraglich.

In den Niederlanden gibt es keine breite Debatte über die Lebensbeendigung bei Neugeborenen. Die meisten Bürger gehen davon aus, dass alles schon seine Richtigkeit haben wird. In den Medien erscheinen, wenn überhaupt, oft ausgesprochen positive Berichte. Das öffentlich-rechtliche niederländische Fernsehen beispielsweise strahlte 2008 die Dokumentation „Wenn wir es wüssten" (Originaltitel: *Als we het zouden weten)* aus, die auf der Kinderintensivstation des Universitätsmedizinischen Zentrums Groningen gedreht wurde.

Der Film zeigt den Kummer von Eltern, die allmählich begreifen, dass ihr Kind nicht überleben wird, und die Freude von Eltern, die mit ihrem Kind in einem transportablen Inkubator die Station verlassen können.

Auch Ärzte kommen zu Wort und sprechen dabei über ihre Grenzen. Dabei fällt auf, dass sich zwei Ärzte aus dem Groninger Team gegen eine aktive Lebensbeendigung aussprechen. Die Gespräche, die die Ärzte miteinander und mit den Eltern über die Frage führen, ob ein Kind behandelt werden kann und muss, werden ausführlich gefilmt.

Bei einem viel zu früh geborenen Kind hatten die Groninger Ärzte zunächst die Behandlung aufgenommen, doch dann waren Komplikationen aufgetreten, und die Prognose hatte sich verschlechtert. In der Dokumentation sagt der Chefarzt der Station Eduard Verhagen zu seinen Kollegen: „Wenn wir vorher gewusst hätten, dass diese Komplikationen auftreten, hätten wir gar nicht damit begonnen." Er zieht das Fazit: „Jetzt hat das Kind eine schrecklich kleine Überlebenschance, und wenn es überlebt, wird der Zustand, in dem es überlebt, außerordentlich prekär sein." Am Ende stirbt dieses Baby tatsächlich.

Bei der schwierigen Entscheidung, ob ein Neugeborenes gerettet werden kann und – wenn ja – gerettet werden muss, fänden sie Halt in ihrem Bemühen um ein „lebenswertes" und „menschenwürdiges" Leben, erklären zwei der Ärzte. Was sie darunter verstehen, fragen die Dokumentarfilmer nicht.

Und dann gibt es noch eine weiterreichende Frage, die man doch gerade hier in Groningen stellen könnte, in dem Krankenhaus, in dem das Groninger Protokoll entstanden ist: Darf das Leben eines Babys, das ohne Intensivbehandlung überleben könnte, beendet werden, weil das Kind ernstlich leidet? Diese Frage wird im Film überhaupt nicht thematisiert.

Ein solcher Fall sei äußerst selten, sagt der Kinderarzt Verhagen; im Universitätsmedizinischen Zentrum Groningen sei seit 2007 kein derartiger Fall mehr vorgekommen. Dennoch vermittelt „Wenn wir es wüssten" bei seinen Betrachtern den Eindruck, die Dokumentation ginge auf die Kontroverse um das Groninger Protokoll ein. Auf der Hülle der DVD, die auch für den internationalen Markt gedacht ist, steht: „2005 beschuldigten religiöse Gruppierungen in Italien und den USA niederländische Kinderärzte, Nazimethoden anzuwenden und zu früh geborene Babys wegen ihrer Behinderungen zu töten." Auf *Holland Doc*, einer Website des öffentlich-rechtlichen Rundfunks, steht über diesen Film zu lesen: „Niederländische Kinderärzte sind weltweit die Einzigen, die es wagen, sich öffentlich zu dieser heiklen Problematik zu äußern. Doch das wird ihnen nicht überall gedankt. Das sogenannte ‚Groninger Protokoll', in dem der Kinderarzt Eduard Verhagen Richtlinien für eine aktive Lebensbeendigung festgelegt hat, sorgt für große Aufregung. Eine Gruppe von Kinderärzten des Universitätsmedizinischen Zentrums Groningen wurde in den amerikanischen und italienischen Medien beschimpft. Ihnen wurde vorgeworfen, die Behandlung von zu früh geborenen, jedoch überlebensfähigen Kindern grundlos abzubrechen. Ein amerikanischer Kolumnist schrieb: ‚Doktor Mengele lebt und wohnt in Holland.'"

Die Kritik aus dem Ausland bezieht sich auf das Groninger Protokoll, also die aktive Lebensbeendigung bei Neugeborenen, die selbstständig ohne Intensivversorgung überleben könnten, jedoch schwer krank oder behindert sind. Die ausländische Kritik wird also dazu genutzt, das Interesse des Publikums auf diesen Film zu lenken, wobei der Film auf die Kontroverse, auf die sich diese Kritik bezog, gar nicht eingeht. Natürlich werden sich einige Zuschauer fragen, worüber sich die ausländischen Kritiker eigentlich aufregen.

Dieses Vorgehen ist in den Niederlanden häufiger zu finden: Man nimmt ausländische Kritik beim Thema Sterbehilfe nicht ernst, gibt sie stark verzerrt wieder und macht sie damit unschädlich.

„Als Propagandamachwerk ist die Dokumentation sehr gelungen", meint Jan Franssen von BOSK, dem Verein für motorisch Behinderte und deren Eltern. „Alles wirkt sehr integer, aber der wunde Punkt, der Dreh- und Angelpunkt der Diskussion, wurde ausgeklammert."

Anfang 2008 gewann dieser Film den *Beeld en Geluid Award*, einen bekannten niederländischen Preis für die gelungenste TV-Produktion. „Es ist ein schöner Dokumentarfilm, der die Nähe zu den Menschen herstellt", schreibt die Jury, „bei der die Autoren sich einer eigenen Stellungnahme zum Thema enthalten haben".

Ebenfalls um das Groninger Universitätskrankenhaus geht es im 2012 erschienenen Buch „Ich wünsche Dir das Unmögliche" von Roos Schlikker (Schlikker, 2012). Sie erzählt die Geschichte der Bente Hindriks, die 2001 mit der schweren Hautkrankheit Epidermolysis Bullosa (EB) geboren wurde. Das Kind litt unter Schmerzen bei der Versorgung, die Haut war extrem verletzlich. Schlikker beschreibt, wie schockiert die Eltern von dem Schicksal und der Prognose der Tochter waren und sich den Angeboten eines EB-Teams, das Eltern und Kind helfen könnte, verweigerten. Sie baten stattdessen um die Lebensbeendigung, die aber von den Groninger Ärzten aufgrund des Gesetzes verweigert wurde. Für die Ärzte war dieser Fall der Anlass, mit dem Groninger

Protokoll die Initiative zu ergreifen. Währenddessen wurde das Kind nach Hause verlegt, wo es am 2. Oktober 2001 starb. Über die genaue Todesursache äußern sich der Hausarzt, die Eltern und der Groninger Kinderarzt Eduard Verhagen unterschiedlich, aber einig sind sie sich darin, dass Bente eines natürlichen Todes gestorben ist.[11]

Was an diesem Buch auffällt, ist sein Anfang. „‚Doktor Mengele lebt, und er wohnt in Holland', schrieb ein amerikanischer Kolumnist." Wie erwähnt, wird dieser Satz öfter in den Niederlanden zitiert, wenn es um das Groninger Protokoll geht, aber nie wird eine Quelle genannt. Das Zitat mit unbekanntem Autor fördert den Eindruck, dass die Kritik aus dem Ausland extrem ist. Auf fundierte Kritik auf das Groninger Protokoll geht das Buch ebenso wenig ein wie der oben genannte Dokumentarfilm „Wenn wir es wüssten".

Die Diskussion über die Lebensbeendigung bei Neugeborenen geht in den Niederlanden aber noch weiter. Man fragt sich auch, ob lebensbeendendes Handeln erlaubt ist, um zukünftiges Leiden zu vermeiden. Darf man also das Leben eines Babys, das zwar nicht aktuell leidet, aber nach ärztlicher Auffassung zukünftig leiden wird, beenden, um dieses zukünftige Leiden zu verhindern? Im Juni 2007 machte die Kommission für Ethik und Recht der Niederländischen Vereinigung für Kinderheilkunde den Vorschlag, dies zu ermöglichen. „Uns erscheint es nicht vertretbar, dass Ärzte und Eltern mit ihrer Entscheidung immer warten müssen, bis das unerträgliche Leiden eingetreten ist" (Verhagen et al., 2007).

Sie denken dabei an die mutmaßliche Kommunikationsunfähigkeit des Kindes, die belastenden Behandlungs-

11 Für die Auffassung von Hausarzt und Eltern siehe Schlikker, 2012, S. 153. Eduard Verhagen ging am 16. März 2009 in einem Gespräch mit mir von einer Lungenentzündung aus.

maßnahmen, die notwendig werden, sowie die voraussichtliche Lebenserwartung.

Das letztgenannte Kriterium bedarf vielleicht einer besonderen Erläuterung, denn die Kinderärzte waren der Auffassung: Je höher die Lebenserwartung eines behinderten Menschen ist, desto gravierender sind die Gründe, sich für eine Lebensbeendigung zu entscheiden, weil sonst sein zukünftiges Leiden ebenfalls sehr lange dauern würde.

Der Gesundheitsrat, ein wichtiges Beratungsorgan der niederländischen Regierung, dachte offenbar in die gleiche Richtung. Er wies 2007 darauf hin, dass ein Arzt Leiden nicht nur lindern, sondern manchmal auch verhindern müsse. Unter Umständen sei es nicht vertretbar abzuwarten, bis ein Kind zu leiden beginnt. Die Kommission für Ethik und Recht des Gesundheitsrats meinte, in diesen Fällen müsse man das Leben des Neugeborenen schon vorher beenden (Bood, 2007).

An dieser Front der niederländischen Debatte über lebensbeendendes Handeln wurde nun eine Grenze gezogen. Die staatlich installierte Kommission zur Überprüfung von Lebensbeendigungen bei Neugeborenen lehnte Lebensbeendigungen bei Neugeborenen, die mit einem zukünftigen Leiden gerechtfertigt werden, ab. „Aus ärztlicher Sicht lässt sich in vielen Fällen das Kriterium eines gegenwärtigen unerträglichen Leidens nur schwerlich auf schwerstbehinderte Neugeborene anwenden. In manchen dieser Fälle kommen Ärzte und Eltern überein, dass diese Kinder wegen ihrer voraussichtlich sehr geringen Lebensqualität besser nicht weiterleben sollten." Freilich sind sich die Ärzte dessen bewusst, dass sie das Leben dieser Babys, die ja gegenwärtig nicht leiden, nach den derzeitigen Regelungen nicht beenden dürfen. Sollten diese Regelungen deshalb gelockert werden? Nein, erklärte die Kommission ausdrücklich: „Die Kommission beschließt, dass die aktive Lebensbeendigung eines Neugeborenen, das nicht leidet, niemals beschlossen werden darf. Wenn das Kind nicht leidet, steht eine Lebensbeendigung außer Frage“ (Ministerie van Volksgezondheid, Welzijn en Sport, o. J., S. 18).

IX Eins nach dem anderen – die Niederlande auf der „schiefen Ebene"?

Aus den vorangegangenen Kapital lässt sich das Fazit ziehen: Auch seit aktive Sterbehilfe und Beihilfe zur Selbsttötung gesetzlich erlaubt sind, wird der Kampf um ihre Ausweitung an immer neuen Fronten fortgesetzt.

Ständig werden neue Fälle leidender Menschen in die Diskussion um aktive Sterbehilfe und die Beihilfe zum Suizid einbezogen und die Frage aufgeworfen, ob der Tod für diese Menschen nicht besser wäre. Schon bevor die aktive Sterbehilfe legalisiert wurde, hatten ihre Gegner gewarnt: Wenn wir erst einmal akzeptiert haben, dass Menschen auf eigenes Verlangen von ihrem Arzt getötet werden dürfen, wird bald auch das Leben von Menschen beendet werden, die nicht mehr in der Lage sind, darum bitten zu können. Letztendlich werde ein Menschenleben an Wert verlieren, vor allem, wenn es mit einem „Makel" behaftet sei. Sie bedienten sich dabei einer Argumentationsfigur, die in der Rhetorik keinen guten Ruf genießt und „Argument der schiefen Ebene" („slippery slope") genannt wird: Damals beruhte ihre Warnung auf nicht mehr als einer Spekulation, aus Ereignis A würde, vermittelt über die Entwicklungsschritte B, C usw., schließlich ein sehr schlechtes Endergebnis hervorgehen.

Die Niederländer, die alles, was in ihrem Land geschieht, blind verteidigen, beziehen sich auf die Vorstellung von einer schiefen Ebene genauso übertrieben oft wie ihre schärfsten ausländischen Kritiker. Beide Gruppen tun so, als bedeute „schiefe Ebene": Wer morgens aktive Sterbehilfe legalisiert, holt sich abends Dr. Mengele ins Haus. Diese Übertreibung liegt im beiderseitigen Interesse: Die Kritiker können die niederländische Sterbehilfepolitik mit der Euthanasiepraxis der Nazis in Verbindung bringen, wodurch es den Befürwortern der niederländischen Praxis wiederum ein Leichtes ist, die Verwendung des Arguments von der „schiefen Ebene" ins Lächerliche zu ziehen („Sie stellen uns als Nazis hin, das ist doch lachhaft").

In diesem Buch soll nicht überspitzt werden. Mit dem Bild von der „schiefen Ebene" beschreibe ich eine Entwicklung, die immer in die gleiche Richtung läuft, wobei jeder einzelne Schritt den nächsten Schritt erleichtert.

Glücklicherweise brauche ich auch nicht über zukünftige Ereignisse zu spekulieren, sondern kann mich auf das berufen, was sich in den vergangenen Jahrzehnten in den Niederlanden abgespielt hat. Dass eine solche Entwicklung in den Niederlanden zu beobachten ist, seit man dort aktiver Sterbehilfe mit Akzeptanz begegnet, habe ich in den bisherigen Kapiteln meines Buches zu zeigen versucht. Die Bedenkenträger von einst dürfen sich durch den Lauf der Ereignisse bestätigt sehen.

Zur Erinnerung: In den Achtzigerjahren ging es nur um aktive Sterbehilfe im klassischen Sinn, um Menschen bei vollem Bewusstsein, die – häufig infolge einer Krebserkrankung – unter physischen Schmerzen litten und einen Arzt darum baten, ihr Leben zu beenden. Auch in anderen Ländern, die derzeit eine Legalisierung von aktiver Sterbehilfe erwägen, werden diese klassischen Fälle als Argument herangezogen.

Nachdem das Oberste niederländische Gericht aktive Sterbehilfe in diesen Fällen erlaubt hatte, ordnete es auch psychisches Leid der Kategorie jener Leiden zu, die eine Lebensbeendigung sinnvoll begründen können. Seit 1990 wird auch aktive Sterbehilfe für nicht einwilligungsfähige Menschen diskutiert – für Neugeborene, Demenzkranke, Psychiatrie- und Komapatienten. Ebenso wird bei Kindern, die noch zu jung sind, um unter das Sterbehilfegesetz zu fallen, die Möglichkeit einer Lebensbeendigung befürwortet. Inzwischen kann ein niederländischer Arzt zu fast 100 Prozent sicher sein, dass er für die Lebensbeendigung bei einem Neugeborenen keine Strafe fürchten muss, wenn er zuvor dessen Weiterbehandlung als medizinisch sinnlos beurteilt und daher abgebrochen hat. Steht der Tod dieses Neugeborenen kurz bevor, darf sein Sterben aktiv durch lebensbeendende Maßnahmen beschleunigt werden. Als Folge davon diskutiert man in den Niederlanden die Lebensbeendigung bei behinderten Babys, deren Überleben aus eigener Kraft möglich erscheint, aber als unerwünscht erachtet wird. Und 2011 wurde in den Niederlanden vor allem über die Frage debattiert, ob ein älterer Mensch, der nicht an einer Krankheit leidet, aber lebensmüde ist, das Recht hat, Hilfe zur Selbsttötung zu erhalten.

Von aktiver Sterbehilfe im klassischen Sinne bis hin zur Lebensbeendigung bei behinderten Neugeborenen, die ohne Intensivversorgung überleben könnten, deren Überleben aber als unerwünscht angesehen wird, gibt es offensichtlich eine lange Entwicklung. Auch vom assistierten Suizid bei Menschen, die infolge einer Krebserkrankung an Schmerzen leiden, bis zur Hilfe zur Selbsttötung bei alten und lebensmüden Menschen ist ein weiter Weg zurückgelegt worden.

Man kann geteilter Meinung sein: Entweder hält man es für eine Schande, dass die Niederlande so weit gegangen sind, oder man hält lebensbeendendes Handeln in den diskutierten Fällen für das kleinere Übel. Doch es lässt sich keinesfalls leugnen, dass jedes Mal ein Schritt weiter gegangen wurde – dass die Niederlande also mittlerweile ein gutes Stück auf der schiefen Bahn vorangekommen sind. Dabei lenkt jedes

Mal die Diskussion über eine bestimmte Personengruppe, für die lebensbeendende Maßnahmen vorgeschlagen werden, die Aufmerksamkeit auf eine neue, vergleichbare Gruppe leidender Menschen, für deren Lebensbeendigung anscheinend die gleichen Argumente gelten. Wenn wir diesen Weg weiter beschreiten, wird Lebensbeendigung womöglich bei Personengruppen wie nicht einwilligungsfähigen Behinderten, die dem Säuglingsalter entwachsen sind, diskutiert werden, sofern diese nach Ansicht ihres Umfelds unerträglich leiden und ohne eine Perspektive auf Besserung sind. Dafür ist die Ethikerin und rechts-liberale Politikerin Heleen Dupuis schon vor Jahren eingetreten: Sie ist der Ansicht, dass bei Menschen, die durch einen medizinischen Eingriff gerettet worden sind, lebensbeendende Maßnahmen möglich sein sollten, „falls das Ergebnis hinter den Erwartungen zurückgeblieben ist" (Dupuis, 1994). Die Warnungen vor einer „schiefen Ebene" findet sie übrigens „unerhört" (Dupuis, 1989a).

Dieses Muster lässt sich häufiger beobachten: Diejenigen, die am lautesten danach rufen, lebensbeendende Maßnahmen auszuweiten, regen sich am meisten darüber auf, wenn das Vorhandensein einer schiefen Ebene konstatiert wird. Auch die Sterbehilfeorganisation NVVE mag die Warnung vor einer schiefen Ebene nicht mehr hören. Jacob Kohnstamm, der derzeitige Vorsitzender der NVVE und ehemalige Politiker der links-liberalen D66, bestreitet in dem Buch „Euthanasie, die Praxis aus anderer Sicht" (Originaltitel: *Euthanasie, de praktijk anders bekeken*, Van Dam, 2005), dass es ein allmähliches Vorrücken gibt. „Eine schiefe Ebene? Nochmals, die gibt es einfach nicht" (ebd, S. 208). In seinem Nachwort plädiert Kohnstamm jedoch dafür, Beihilfe zur Selbsttötung bei älteren Menschen, die am Leben leiden, zuzulassen. Und damit wäre wieder ein kleiner Schritt – je nach Sichtweise vorwärts oder rückwärts – getan, auf jeden Fall ein nächster Schritt nach dem bekannten Muster: Die Begründung für die eine Lebensbeendigung trägt bereits den Keim für eine andere, weitergehende in sich. Nach der Annahme des Gesetzes zur Regelung der aktiven Sterbehilfe und der Beihilfe zum Suizid im niederländischen Parlament beispielsweise dauerte es lediglich vier Tage, bis Els Borst-Eilers (ebenfalls Mitglied der D66), die als Gesundheitsministerin das Gesetz aktiv vorangetrieben hatte, in einem Interview dafür plädierte, auch lebensmüden Menschen Hilfe zur Selbsttötung zu gestatten. „Ich habe so jemanden in meinem näheren Umfeld miterlebt und später einen anderen Betroffenen gesprochen. Beide waren 95 Jahre alt und hatten es einfach gründlich satt. Sie langweilten sich furchtbar, aber sie langweilten sich leider nicht zu Tode“ (Handelsblad, 2001). Hier wird erneut deutlich, wie die Legalisierung der Lebensbeendigung bei einer Gruppe die Aufmerksamkeit auf eine weitere Personengruppe lenkt, für die lebensbeendende Maßnahmen noch nicht erlaubt sind, deren Einbeziehung nun aber logisch erscheint (vgl. Kap. IV, S. 63ff.).

Der britische Jurist John Keown ist überzeugt, dass die Niederlande seit der Legalisierung der Sterbehilfe durch den Hohen Rat unbeirrbar in die falsche Richtung driften. Das lasse sich daran erkennen, dass – wie 1991 öffentlich wurde – jährlich in etwa tausend Fällen Menschenleben ohne eigenes Verlangen beendet wurden (s. Kap. V, S. 66ff.; vgl. Keown, 2002, S. 115ff.).

Generationen junger niederländischer Studenten an den Universitäten lernen dagegen, von einer schiefen Ebene könne in den Niederlanden keine Rede sein. In einem zweibändigen Handbuch für medizinische Berufe, dem *Handboek Gezondheidsrecht*, wird mit der Angst vor einem

Rutschbahneffekt in den Niederlanden kurzer Prozess gemacht: „[I]n Ausnahmefällen (kann) eine Lebensbeendigung ohne Verlangen nicht vermieden werden, es gibt jedoch keinen Grund für die Annahme, dass die Gesellschaft aufgrund der Billigung aktiver Sterbehilfe eine unverlangte Lebensbeendigung als Normalität akzeptieren würde", schreiben dort die Experten Gevers und Legemaate. Doch ihr Argument, dass „in Ausnahmefällen eine Lebensbeendigung ohne Verlangen nicht vermieden werden kann", deutet selbst auf genau eine solche Schieflage hin: „Auch die Erfahrung bestätigt das Risiko des Abgleitens nicht, wie die Ergebnisse der vierten empirischen Studie zu medizinischen Entscheidungen am Lebensende aus dem Jahr 2007 illustrieren" (Leenen et al., 2007; vgl. Kap.V, S. 69). Diese Studie stellt – erneut – unter Beweis, dass in den Niederlanden alljährlich Leben hundertfach unverlangt beendet wird; im Ausland wird dies als argumentativer Beleg für eine schiefe Ebene angesehen. Doch statt diese Kritik zu widerlegen, wird einfach, ohne irgendein Argument anzuführen, eine bloße Behauptung aufgestellt: In den Niederlanden gibt es keine schiefe Ebene.

Der amerikanisch-niederländische Wissenschaftler John Griffiths ergreift für die Niederlande Partei. Nach seiner Auffassung ist erst dann der Nachweis für eine schiefe Ebene erbracht, wenn belegt werden kann, dass in den Niederlanden Menschen häufiger als im Ausland unverlangt getötet worden sind (Griffiths et al., 2008, S. 513). Da jedoch keine Vergleichszahlen aus anderen Ländern vorliegen, weil es dort keine vergleichbaren Ärztebefragungen gibt, könnten Kritiker die Frage, ob es in den Niederlanden „schlimmer" sei als anderswo, unmöglich beantworten.

Eine andere Möglichkeit, die Existenz einer schiefen Ebene zu belegen, bestünde laut Griffiths in dem Nachweis, dass nach der Legalisierung der aktiven Sterbehilfe nicht auf einer Einwilligung des Betroffenen beruhende Lebensbeendigungen häufiger durchgeführt wurden als davor. Doch auch das lässt sich unmöglich nachweisen, denn lebensbeendende Maßnahmen werden in den Niederlanden erst seit 1990 statistisch erfasst. Vielleicht sei die Situation in den Niederlanden heute ja viel besser als früher oder viel besser als im Ausland; vielleicht biete der offene Umgang mit dem Thema in den Niederlanden gerade die Chance, nicht auf eine schiefe Ebene zu geraten, argumentiert Griffiths.

Niederländische Experten sind mitunter schnell mit der Vermutung zur Hand, dass Dinge, die in den Niederlanden öffentlich untersucht und besprochen werden, anderswo heimlich geschehen und dass es daher dort „schlimmer" sei. Doch bei solchen Vermutungen können sie sich ebenso wenig auf Zahlen stützen wie ihre Kritiker; auch sie können nicht beweisen, dass Ärzte im Ausland tatsächlich heimlich lebensbeendende Maßnahmen durchführen, und erst recht nicht, in welchem Umfang. Entsprechende Zahlen liegen nur für die Niederlande vor, daher lassen sich keine Vergleiche ziehen. Das zeigt immerhin, wie einzigartig es ist, dass in den Niederlanden lebensbeendendes ärztliches Handeln seit 1990 alle paar Jahre statistisch erfasst wird.

Als das britische Oberhaus 2003 über lebensverkürzende ärztliche Maßnahmen debattierte, stellte sich Griffiths auf die Seite der stark unter Beschuss geratenen Niederlande. Die Briten fürchteten, wer die aktive Sterbehilfe erst einmal legalisiert habe, werde auch bald die Lebensbeendigung ohne Verlangen legalisieren. Unsinn, meinte Griffiths: „Es ist sicherlich möglich, das eine zu erlauben und das andere zu verbieten" (Griffiths, 2003). Nun ist Griffiths so ehrlich einzuräumen, dass in den Niederlanden tatsächlich zuerst das eine und später das andere erlaubt wurde. Doch diese Abfolge sei nicht zwingend gewesen, argumentiert Griffiths; die Richter hätten auch aktive Sterbehilfe erlauben, unverlangte Lebensbeendigungen dagegen verbieten können. Daher könne man hier nicht von einer schiefen Ebene sprechen.

Auch dieses Argument von Griffiths offenbart Schwächen. Er hat keinen Blick dafür, dass sich Argumente, die in dem einen Fall für aktive Sterbehilfe sprechen, auch auf ähnlich gelagerte Fälle ausdehnen lassen, und dass das eine starke Verlockung darstellt, immer noch einen kleinen Schritt weiterzugehen. Wer einmal gebilligt hat, dass Leid durch die Tötung eines Menschen vermieden werden kann, findet nicht so schnell eine neue Grenze.

Im täglichen Gespräch kann man erleben, wie brüchig die Grenzen sind. Manchmal hört man Leute sagen: „Wenn ich mal nicht mehr kann, muss es für mich nicht mehr weitergehen." Dabei sprechen sie von sich und von der Entscheidung, die sie für sich selbst treffen würden. Das fällt in den Geltungsbereich des niederländischen Sterbehilfegesetzes, das den ausdrücklichen Wunsch des Patienten zu sterben zur Voraussetzung macht. Es liegt jedoch nahe, dann auch für einen anderen Menschen auf dieselbe Weise zu argumentieren: „Jan liegt schon jahrelang im Koma, das würde man selbst doch nicht wollen. Ich finde, dass wir ihn in Würde sterben lassen sollten."

Dem liegt das Argument zugrunde, dass man aussichtsloses und unerträgliches Leid beenden sollte, indem man dem Leben des Betreffenden ein Ende bereitet. Dieses Argument lässt sich nur schwer auf den Bereich selbstbestimmt handelnder Personen begrenzen. Denn was wird dann aus der Gleichstellung von einwilligungsfähigen und nicht einwilligungsfähigen Menschen? „Sie wollen jemanden doch wohl nicht nur deshalb leiden lassen, weil er geistig behindert ist und nicht um aktive Sterbehilfe bitten kann?“ (vgl. Kap. IV, S. 63ff.).

Damit wurde ein Argument für aktive Sterbehilfe logisch nachvollziehbar auf nicht einwilligungsfähige Menschen übertragen. Im Ergebnis führt das dazu, dass das Argument der Selbstbestimmung dazu verwendet wird, ihr absolutes Gegenteil, nämlich die Tötung eines Wehrlosen, zu rechtfertigen.

Wenn man an einem Hang nicht abrutschen möchte, kann man versuchen, die Fersen in den Sand zu stemmen. Auch wenn man sich auf einer schiefen Ebene befindet, ist damit noch lange nicht gesagt, dass man abrutscht. Man kann doch eine Grenze setzen, nicht wahr? Tatsächlich kann es die Gefahr einer schiefen Ebene stark mindern und vielleicht sogar beseitigen, wenn die Lebensbeendigung an Bedingungen geknüpft ist. Das Beispiel der Niederlande zeigt allerdings, wie schwierig das ist. In Kapitel IV habe ich gezeigt, wie schwer es Theoretikern offenbar fällt, aktive Sterbehilfe zu fordern, ohne sie auch auf Fälle unverlangter Lebensbeendigung auszudehnen. Und ich habe gezeigt, wie die bestehenden gesetzlichen Hürden für unverlangte Lebensbeendigung durch Kontrollkommissionen und die Rechtsprechung selbst untergraben werden. Die Grenzen werden nicht bewacht, sie werden stetig verschoben.

X Behandlungsverzicht – normales medizinisches Handeln und der Tod

Die aktive Lebensbeendigung ist ein öffentlich breit diskutiertes Thema, doch auch weniger beachtete Entscheidungen wie der Verzicht auf eine aus ärztlicher Sicht medizinisch sinnlose Behandlung wirken sich lebensverkürzend aus. Ein solcher Verzicht gilt als normales medizinisches Handeln.

Die Offenheit, mit der in den Niederlanden über Wert und Sinnhaftigkeit eines Lebens gesprochen wird, prägt auch Situationen, in denen es um den Verzicht auf eine ärztliche Behandlung geht. Wenn in einem Land etwas Weitreichendes wie eine aktive Lebensbeendigung akzeptiert ist, wird die juristisch weniger problematische Entscheidung eines Behandlungsverzichts erst recht Akzeptanz finden.

Eine Behandlung einzustellen, bedeute natürlich nicht, dass der Arzt nichts mehr für seinen Patienten tue; er gehe vielmehr zu einer Behandlung über, die dem Patienten den Sterbeprozess so weit wie möglich erleichtere, sagt Professor Armand Girbes, der die Intensivstation des Amsterdamer Krankenhauses VUMC geleitet hat. „Im Grunde sollen Ärzte eine Behandlung niemals einstellen. Sie können jedoch das Behandlungsziel ändern. Das ursprüngliche therapeutische Ziel einer vollständigen Heilung oder Lebensverlängerung kann in eine optimale palliative Behandlung umgewandelt werden, wenn sich abzeichnet, dass der Patient am Ende seines Lebens angekommen ist“ (Girbes, 2006, S. 1-2).

Damit stehen die Niederlande keineswegs allein da, auch in anderen Ländern gilt der Verzicht auf eine lebensverlängernde Behandlung als Handlungsoption. Nach Erwin Kompanje, Medizinethiker auf der Intensivstation im Universitätsmedizinischen Zentrum Rotterdam, kommt den

Niederlanden jedoch insofern eine Sonderrolle zu, als dort lebensverlängernde Behandlungen abrupt und umfassend abgebrochen würden: „Im Ausland schränken sie die Behandlung manchmal ein wenig ein, dann stirbt der Patient zwar auch, aber er bleibt weiterhin an das Beatmungsgerät angeschlossen. Das machen wir hier nicht; wenn wir die Behandlung einstellen, dann stellen wir sie komplett ein; wir koppeln die Person möglichst von allen Schläuchen und Kanülen ab" (Interview mit dem Autor am 22.05.2009).

Befürworter der Lebensbeendigung weisen gern darauf hin, dass Entscheidungen kurz vor dem Lebensende oft in einem engen Zusammenhang stehen. Die Entscheidung, jemanden für „austherapiert" zu erklären und aufzugeben, besitzt für sie mindestens den gleichen Stellenwert wie die eventuell nachfolgende Entscheidung, das Leben dieser Person aktiv zu beenden.

Diese Argumentation wirft freilich die Frage auf, wer aus welchen Gründen die Entscheidung über die vermeintliche Sinnlosigkeit einer lebensrettenden Behandlung des Patienten trifft.

Kann ein Patient selbst eine Behandlung ablehnen, ist die Sache schnell entschieden: Dann lässt man ihm seinen Willen, die Behandlung wird abgebrochen oder gar nicht erst begonnen. Die Entscheidung zur Einstellung der Behandlung kann vom Arzt jedoch auch gegen den Wunsch des Patienten und seiner Angehörigen getroffen werden, wenn er die lebensverlängernde Behandlung für medizinisch sinnlos hält – beispielsweise, wenn sie nach seinem Ermessen keine Chance auf Erfolg hat. Das ist die eindeutigste Form der Sinnlosigkeit einer medizinischen Maßnahme: Sie schlägt nicht an, also hat sie auch keinen Sinn. Die Behandlung wird daher auch als aussichtslos bezeichnet.

Eine Behandlung kann ebenfalls als medizinisch sinnlos bezeichnet werden, wenn sie zwar erfolgversprechend ist, aber Kosten und Nutzen in einem ungünstigen Verhältnis zueinander stehen. Unter „Kosten“ ist in diesem Falle nicht nur zu verstehen, was die Behandlung kostet, sondern auch, wie belastend sie sich auf den Patienten auswirken würde.

Eine dritte Möglichkeit besteht darin, eine Behandlung, die im Prinzip anschlagen könnte, für medizinisch sinnlos zu halten, weil mit ihr nach Ansicht des Arztes „ein gewisses Minimalniveau“ an Lebensqualität nicht mehr erreichbar wäre (Leenen et al., 2007, S. 321-322). „Durch die Art der Krankheit oder des Leidens ist der Patient so stark geschädigt oder verletzt, dass ärztliches Handeln daran wenig oder überhaupt nichts verbessern könnte; oder es handelt sich um eine tragische Kumulation von Leiden und Gebrechen, von denen zwar jedes für sich allein mit einem unverhältnismäßig großen Aufwand behandelbar wäre, die aber in ihrer Gesamtheit nicht oder so gut wie nicht behandelbar sind“, heißt es im *Handboek Gezondheidsrecht*, dem für die Ausbildung künftiger Gesundheitsjuristen grundlegenden Werk. Wie die umständlichen Formulierungen bereits vermuten lassen, ist diese Konzeption medizinischer Sinnlosigkeit am schwierigsten zu definieren, denn es gibt dafür keine allgemeingültigen Regeln; der Arzt wird die Situation für jeden individuellen Fall gesondert beurteilen müssen.

Daher kommt den Ärzten auch eine gewisse Macht zu. Sie können auf der Basis ihrer Fachkenntnisse im jeweiligen Fall festlegen, was medizinisch sinnlos ist. Nach richterlicher Auffassung liegt die Einschätzung, was medizinisch sinnlos ist, nicht im Ermessen der Angehörigen. So durfte ein Arzt einem Kind mit schweren Hirnschäden die Beatmung verweigern, obwohl die Eltern für ihr Kind eine lebensverlängernde

Behandlung explizit gewünscht hatten (Rechtbank Utrecht, 1991). Auch die Beantwortung der Frage, ob es medizinisch sinnlos ist, einem Menschen in einem dauerhaften vegetativen Zustand Nahrung und Flüssigkeit zu verabreichen, liegt im Verantwortungsbereich der Ärzte (Leenen et al., 2007, S. 328). Das bedeutet übrigens keineswegs, dass sich die Ärzte immer dafür entscheiden würden, solchen Patienten Essen und Trinken vorzuenthalten.

Doch ist zu bedenken, dass das Handeln eines Arztes, der das Leben eines Menschen aktiv beendet, in den Niederlanden nachträglich überprüft wird – wenn er sein Handeln meldet. Entscheidet sich ein Arzt jedoch „nur" gegen eine lebensverlängernde Behandlung und stirbt daraufhin der Patient an seiner Krankheit, fällt dies in den Bereich normalen medizinischen Handelns. Dann findet weder eine besondere Kontrolle statt, noch gelten spezielle Sorgfaltspflichten.

Beispielsweise könnte ein Arzt im Fall eines mehrfach behinderten Kindes nach Rücksprache mit den Eltern beschließen, ihm bei einer Lungenentzündung keine Antibiotika zu verabreichen. Es macht dann einen großen Unterschied, ob die Entscheidung des Arztes auf medizinischen Fakten beruht oder nicht. Ein medizinisches Faktum wäre etwa, dass sich das Kind aufgrund seiner Behinderungen ständig verschluckt und sich dadurch immer wieder eine Lungenentzündung zuzieht. Kann das Kind jedoch gut schlucken und ist die Lungenentzündung eine einmalige Erkrankung, gibt es offenbar einen anderen, nicht-medizinischen Grund dafür, dem Kind die Antibiotika vorzuenthalten.

Verbürge sich hinter dem ärztlichen Urteil, eine solche Behandlung sei medizinisch sinnlos, womöglich etwas ganz anderes? Der britische Jurist John Keown (Keown, 2002, S. 243) ist davon überzeugt, dass manchmal die Sinnlosigkeit einer Behandlung und die Sinnlosigkeit eines Lebens miteinander verwechselt werden. Ihm zufolge ist dies vor allem dann möglich, wenn über die Behandlung oder Nichtbehandlung aufgrund der prognostizierten Lebensqualität entschieden wird.

Für die Ärzte auf der Intensivstation des Universitätsmedizinischen Zentrums Rotterdam stehe bei einer Lebensrettung nicht die Lebensqualität des Patienten im Vordergrund, da eine solche Einschätzung zu subjektiv sei, meint Erwin Kompanje. Ärzte könnten schließlich nicht in eine Kristallkugel sehen, um darin die künftige Lebensqualität eines Menschen zu lesen. Deshalb müssten sie sich auf medizinische Fakten stützen. Auch in einer Richtlinie zu Behandlungsverzicht und Behandlungseinstellung, die von der Niederländischen Gesellschaft für Intensivmedizin (*Nederlandse Vereniging voor Intensive Care*) Anfang 2009 verabschiedet wurde, spielt die prognostizierte Lebensqualität keine Rolle. Als mögliche Gründe, eine Behandlung einzustellen oder gar nicht erst aufzunehmen, werden nur die Aussichtslosigkeit der Behandlung sowie ein ungünstiges Verhältnis zwischen den Kosten und der Schwere der Behandlung einerseits und ihrem Nutzen andererseits genannt.

Aus der öffentlichen Debatte über ärztliche Entscheidungen lässt sich jedoch ablesen, wie häufig sich Urteile über die Sinnlosigkeit einer Behandlung mit Urteilen über die Sinnlosigkeit eines Lebens vermischen. Das eine ist nicht immer ganz leicht vom anderen zu unterscheiden. Einige Beispiele sollen das anschaulich machen.

Muss ein Baby mit Down-Syndrom behandelt werden?

Muss ein Baby mit Down-Syndrom medizinisch genauso behandelt werden wie ein Baby ohne Down-Syndrom? 1988 und 1989 tobte in den niederländischen Medien eine Debatte über dieses Thema. Anlass war die Geburt eines Kindes mit Down-Syndrom, bei dem als zusätzliche Komplikation ein Darmverschluss aufgetreten war. Im Prinzip lässt sich ein Darmverschluss operativ gut beheben, von einem Down-Syndrom kann das Kind jedoch nicht geheilt werden. Die Eltern beschlossen deshalb, auf eine Operation zu verzichten. Kurz darauf starb ihr Kind.

Nachdem der behandelnde Arzt J. C. Molenaar über diesen Fall publiziert hatte (Molenaar et al., 1988, S. 1913-1917), wurde er im ganzen Land als „Baby-Ross-Fall" bekannt. Unter dem Titel „Medizin, Dienerin der Barmherzigkeit" erläuterte der Kinderchirurg seinen Entschluss, das Baby nicht zu operieren. Nach reiflicher Überlegung seien beide Eltern des Kindes zu der Einschätzung gelangt, das Kind solle besser sterben. Denn „ihr Kind würde niemals zu einem unabhängigen Individuum heranwachsen können; die Aufnahme in ein Heim musste in Erwägung gezogen werden". Protest kam vom Hausarzt der Eltern; er war nicht einverstanden und hatte den Staatsanwalt informiert. Dieser wiederum vertraute das Kind vorübergehend dem Jugendamt an. Schließlich akzeptierte die Vormundschaftsbehörde den Standpunkt der Eltern und entschied, keine Weisung zur Operation des Kindes zu erteilen. So weit die Fakten.

Der Kinderchirurg Molenaar referiert diese Fakten jedoch nicht in neutralen Worten. Sobald er vom Sterben des Kindes schreibt, schaltet er auf eine emotionale Ausdrucksweise um: „In den darauf folgenden Tagen widmeten beide Eltern ihrem Kind die größtmögliche Fürsorge und Aufmerksamkeit, bis es vier Tage später in den Armen seiner Mutter starb. Nach dem Tod haben die Eltern das Kind persönlich versorgt und gewaschen."

Zufällig hatte Molenaar in derselben Woche mit einem zweiten, genau gleich gelagerten Fall zu tun, aber hier hatten sich die Eltern für eine Operation des Kindes entschieden. Auch in diesem Fall respektierte Molenaar die Entscheidung der Eltern und behandelte das Kind. Die Beschreibung des Falls hört sich freilich ganz anders an: „Dieses Kind bleibt am Leben und wird als mongoloider Patient aufwachsen." Der Unterschied ist augenfällig: Wenn sich Eltern dafür entscheiden, ihr Kind mit Down-Syndrom sterben zu lassen, wählt der Arzt warme Worte, um das harmonische Ende des Kindes zu beschreiben. Wenn sich Eltern jedoch gegen den Tod entscheiden und ihr Kind mit Down-Syndrom behandeln lassen, lautet die Formulierung des Arztes knapp: „Dieses Kind (...) wird als mongoloider Patient aufwachsen." Eine solche Beschreibung ist weder sachlich noch neutral.

Zu allem Überfluss ergänzt der Arzt, was den Kindern bevorsteht, wenn sie am Leben bleiben: „Kein einziger Patient mit diesem Krankheitsbild ist in der Lage, selbstbestimmt in der Gesellschaft zu leben. Viele von ihnen sind auf eine Heimunterbringung angewiesen. Manche können zu Hause bleiben, aber wegen der früh einsetzenden Demenz können sich große Probleme ergeben."

Laut Molenaar geht es im Kern darum, dass Medizin Leid lindern und nicht mehren soll. Das entspreche dem „Prinzip der Barmherzigkeit und des Mitleids als Grundlage menschlichen Handelns". Die Ethikerin Heleen Dupuis, die an Molenaars Artikel mitgearbeitet hat, drückt es so aus: „Wenn ihr Kindchen 20 Jahre früher geboren worden wäre, hätte jeder erleichtert aufgeatmet und gesagt: Zum Glück ist es nicht lebensfähig. Heute ist es das auch nicht, es sei denn, wir greifen ein. Wir beschließen, es nicht zu tun: Denn daraus würde nur noch mehr Leid entstehen, und dafür ist die Medizin nicht da."

Die Aussage, es „würde nur noch mehr Leid entstehen“, ist vielsagend. Dupuis kommt gar nicht erst auf die Idee, dass das Leben dieses Down-Kinds außer Leid auch Glück bringen könnte.

Als in der Ärztezeitschrift *Nederlands Tijdschrift voor Geneeskunde* Kritik an Molenaar und Dupuis geübt wurde, gingen die beiden erneut auf die Frage ein, wer bei einem Kind mit Down-Syndrom denn eigentlich entscheiden dürfe, ob es behandelt werden soll oder nicht. „Der Wert eines Menschenlebens wird von dem bestimmt, was es anderen wert ist.“ Daher liege es auch an den Eltern zu entscheiden, ob ihr Kind am Leben bleiben soll, argumentierten Dupuis, Gill und Molenaar. Anschließend wiesen sie darauf hin, dass man sich zu einer Behandlung nur dann entscheiden müsse, wenn die Operation in einem ausgewogenen Verhältnis zum erwarteten Ergebnis stehe. Sie formulierten das so: „Wenn ein Eingriff die einzige Möglichkeit darstellt, ein schwachsinniges Leben zu erhalten, darf am Sinn und der Zulässigkeit eines derartigen Eingriffs gezweifelt werden“ (Molenaar et al. 1989, S. 86-91).

Der Philosoph Paul Cobben, der einen Sohn mit Down-Syndrom hat, berichtete im Anschluss daran in der Tageszeitung *de Volkskrant*, er habe nach der Geburt seines Sohnes tatsächlich insgeheim gehofft, dass sein Sohn eine Anomalie hätte, an der er schnell sterben würde. Seine Frau, er selbst und die Menschen in ihrer Umgebung waren sich darin einig, dass sie eine Katastrophe getroffen habe. „Erzogen in der Tradition der Aufklärung betrachtete ich die Freiheit und den freien Willen als höchstes menschliches Gut. Mein Sohn sollte also ein minderwertiger, nicht vollwertiger Mensch werden.“ Als sein Sohn sechs Jahre alt war, schrieb Cobben allerdings: „Die Frage, ob er eigentlich ein Mensch ist, kommt mir heute absurd vor. Er ist stolz, wenn er etwas gelernt hat, kann hellauf begeistert sein, wenn er Fußball spielen darf, kann Menschen trösten, wenn sie Kummer haben, schämt sich, wenn er in die Hose gemacht hat, und noch vieles mehr. Aber eines muss man sich eingestehen: Ein Ethikprofessor wird er niemals werden“ (Cobben, 1989).

Die Ethikprofessorin Dupuis reagierte darauf mit dem Hinweis, sie habe zahlreiche böse Kommentare erhalten – von Leuten, die sie nicht richtig verstanden hätten. Ihr gehe es darum, dass nicht alles, was machbar ist, auch gemacht werden müsse. Vor allem wenn das Kind und seine Familie bei einem Weiterleben des Kindes ernsthaft leiden würden, wäre es in manchen Fällen besser, auf eine Behandlung zu verzichten und das Kind sterben zu lassen. Wie man zwischen dem Leid und dem Tod abwägen könne, wisse sie nicht, schrieb Dupuis. „Ich weiß es nicht, und niemand weiß es.“ Daher müsse die Entscheidung den Eltern überlassen werden (Dupuis, 1989b).

Paul Cobben schrieb: „Auf der Grundlage dieser Argumentation ist es erlaubt, alle mongoloiden Kinder sterben zu lassen, sofern ihre gesetzlichen Vertreter darin einwilligen.“

Auch der Gesundheitsjurist Prof. H. J. J. Leenen mischte sich in die Diskussion ein. Natürlich existiere eine Grauzone, in der Ärzte entscheiden müssten, ob eine ärztliche Behandlung sinnvoll ist oder nicht, räumt er ein. Daher dürfe zwischen Zweck und Mitteln abgewogen werden: Wenn eine sehr schwere Behandlung zu einem ziemlich schlechten Ergebnis führen würde, dürfe auf eine Behandlung verzichtet werden. Nicht erlaubt sei dagegen der Verzicht auf eine Behandlung, wenn die Lebensqualität des Kindes als zu gering eingeschätzt wird. „Ich bin der Ansicht, dass es niemandem – auch nicht den Eltern und Ärzten – zusteht, darüber zu urteilen, ob ein Mensch gut genug ist, um eine notwendige ärztliche Behandlung zu erhalten. (...) Im Falle der Nicht-Behandlung des mongoloiden Kindes mit Darmverschluss handelte es sich um eine gut behandelbare medizinische Anomalie. Und da ist es meines Erachtens nicht möglich, dem Baby eine Behandlung, die man jedem anderen zukommen ließe, deshalb zu verwehren, weil es mongoloid ist."

Heleen Dupuis bringt allerdings noch ein weiteres Argument in Stellung. Sie behauptet, das Leben von Babys sei weniger schützenswert als das von anderen Menschen. Dieses Plädoyer leitet sie ein, indem sie zunächst – vielleicht, um die Gemüter zu beruhigen – das genaue Gegenteil von dem behauptet, was sie darlegen wird: „Das Sterben eines Neugeborenen ist nicht weniger schmerzlich als das eines Erwachsenen." Dennoch sei es „etwas anderes, ob ein Neugeborenes ‚es nicht schafft' oder ob die Mutter einer jungen Familie stirbt". Daher ist nach Dupuis' Ansicht das Leben eines Babys weniger schützenswert als das Leben eines Menschen, der bereits etwas älter ist. In anderen Kulturen sei es stets üblich gewesen, Infantizid zu begehen, das heißt, ungewünschte Kinder kurz nach der Geburt zu töten, schreibt Dupuis.

Kein starkes Argument, urteilt Leenen. Wir haben nun einmal die Menschenrechte formuliert und darin festgelegt, dass alle Menschen von Geburt an gleich sind. Ein Baby hat kein geringeres Recht auf Leben als ein älterer Mensch. Das ist eine juristische Festlegung, von der man nicht einfach abweichen kann; jeder, der geboren wird, ist ein Mensch, und alle Menschen sind gleich.

Ende der Achtzigerjahre befasste sich auch das Gericht mit dem „Baby-Ross-Fall". Die Staatsanwaltschaft beschloss, den beteiligten Chirurgen anzuklagen. Zu einem Strafprozess kam es jedoch nicht, weil man bis in die höchste Instanz, dem Hohen Rat, der Argumentation folgte, dass eine Strafverfolgung unberechtigt sei.[12] Das Vorliegen eines Darmverschlusses könne nach einem als Gutachter hinzugezogenen Sachverständigen darauf hinweisen, dass das Kind künftig noch mehr körperliche Gebrechen haben werde. Dieser Gutachter, Professor Vos, hat behandelte Kinder mit Down-Syndrom und vergleichbaren zusätzlichen Erkrankungen folgendermaßen beschrieben: „Es waren Kin-der dabei, deren Elend sich nicht beschreiben lässt. Ich kann ihr Leben nur als tief tragisch charakterisieren. (…) Wenn ich Bilanz ziehe, kann ich nur sagen, dass die Situation, in die diese Kinder geraten werden, ein einziger Teufelskreis des Schreckens (…) ist." Das Gericht in 's-Hertogenbosch sprach daraufhin von einem nicht zu unterschätzenden Risiko, dass die Operation des Babys sowohl für das Kind selbst als auch für seine Eltern den Weg in ein von schwerem Leid erfülltes Leben eröffnet hätte.

Dieser letzte Satz deutet an, dass nicht allein das Interesse des Kindes berücksichtigt wurde, sondern auch die Interessen der Eltern. Die Juristin G. W. Brands-Bottema kritisiert, dass hier das Recht eines Menschen auf Schutz seines Lebens gegen das Maß an Leid abgewogen werde, das sein Leben für Dritte mit sich bringe (Dorscheidt, 2006, S. 227) – als ob ein Leben weniger schützenswert würde, wenn ein anderer darunter leidet, dass es diesen Menschen gibt.

Dennoch wird häufig genau so argumentiert. So stellte sich in diesen Jahren auch die aus Ärzten gebildete Kommission zur Zulässigkeit lebensbeendenden Handelns die Frage, ob

12 Das Urteil war ein rein formales. Die Beschuldigten hatten Einspruch gegen die Entscheidung des Staatsanwalts eingelegt, sie zu verfolgen. Folglich kontrollierten die Richter nur, ob die Strafverfolgung berechtigt war. Dadurch ist es in diesem Verfahren nie zu einer inhaltlichen Auseinandersetzung gekommen.

Eltern frei über Tod und Leben ihres Kindes entscheiden dürften. Ja und nein, lautete die Antwort.

Wenn es sich um ein Kind handle, dem ein „unerträgliches" (im Original: *„onleefbaar"*) Leben bevorstehe, dürften die Eltern entscheiden, ob es behandelt werden soll oder nicht. Das hänge u. a. davon ab, in welchem Maße die Eltern das Kind annähmen, inwiefern sie ihm eine gute Pflege und Betreuung bieten könnten etc.. Auch das Interesse der Eltern spielt also bei der Abwägung, ob das Kind am Leben bleiben darf, eine Rolle. Zu Recht, argumentierten die Ärzte: „Es ist schließlich ihr Kind, sie sind beziehungsmäßig und rechtlich am stärksten berührt und sie sind – nach dem Kind – von der anstehenden Entscheidung in erster Linie betroffen. Im Falle der Entscheidung, das schwer behinderte Kind am Leben zu lassen, haben nämlich weder der behandelnde Arzt (die Ärzte) noch die Direktoren der Krankenhäuser, sondern die Eltern (und mit ihnen das Kind und die übrigen Familienmitglieder) die einschneidenden Folgen dieser Entscheidung zu tragen" (Dillmann et al., 1988, S. 697-704). In einer späteren Fassung des Berichts verzichteten die Ärzte auf den umstrittenen Begriff „unerträgliches Leben" und sprachen allgemeiner von der „Prognose hinsichtlich des Gesundheitszustands". Inhaltlich blieb ihre Position jedoch unverändert.

Auch die Kinderärzte plädierten in diesen Jahren dafür, Eltern das Entscheidungsrecht über die tatsächliche Behandlung ihres Down-Kindes einzuräumen. Im Bericht „Tun oder lassen?" (Originaltitel: *Doen of laten?*) der Vereinigung für Kinderheilkunde (NVK) wird exemplarisch der Fall eines Kindes mit Down-Syndrom angeführt, das an einem Darmverschluss leidet, der bei Nichtbehandlung zum Tode führt. Die Ärzte diskutierten kontrovers, aber es kam schließlich zu einer Mehrheitsentscheidung: „Falls die

Eltern, die davon überzeugt sind, dass eine operative Korrektur ihrem Kind und ihrer Familie nicht zugutekäme, gut informiert sind und mit Bedacht urteilen, muss deren Meinung respektiert werden. Selbst wenn das behandelnde Team an der Richtigkeit dieser Entscheidung zweifelt, selbst wenn der behandelnde Arzt bei seinem eigenen Kind anders entscheiden würde, selbst dann haben wir es hier mit einer Grenzsituation zu tun, in der viele vernünftig entscheidende Bürger in unserer pluralistischen Gesellschaft lieber auf eine Operation verzichten würden. Sollte der Arzt in einer derart heiklen Situation eine Behandlung durchsetzen, die von den Eltern nicht gewünscht wird, würde er seine Kompetenzen überschreiten" (Nederlandse Vereniging voor Kindergeneeskunde 1992, S. 46).

Frühchen oder der Wert eines Lebens mit Behinderungen

Wenn sich überhaupt die Frage stellt, was uns behindertes Leben wert sein soll, dann sicherlich bei zu früh geborenen Kindern. Bei der Versorgung dieser Kinder müssen häufig schwerwiegende Entscheidungen getroffen werden. Wird auf eine ärztliche Behandlung verzichtet, stirbt das Kind. Wird es behandelt, kann es überleben, aber das Risiko eines Lebens mit Behinderungen ist ziemlich groß. In den Kapiteln VI und VII sowie in Kapitel IX (S. 133ff.) ging es um die Lebensbeendigung bei Neugeborenen, eine Frage, die, mag sie sich auch selten stellen, dennoch kontrovers diskutiert wird. Hier hingegen geht es um eine Entscheidung zum Behandlungsverzicht, die den natürlichen Tod des Kindes zur Folge hat. Das ist weniger kontrovers, kommt dafür allerdings viel häufiger vor.

Eric Vermeulen hat Ärzte in den Abteilungen für Neonatologie eines niederländischen und eines flämischen Krankenhauses begleitet, um zu erforschen, wie dort über Frühchen entschieden wird. Nach seiner Beobachtung handelte man, sobald bei den Babys Behinderungen prognostiziert wurden, so, als ob deren Behandlung aussichtlos wäre. Eine Behandlung hätte in einigen Fällen zwar eine realistische Chance auf Erfolg gehabt, weil aber das so ermöglichte Leben wahrscheinlich das Leben eines Behinderten gewesen wäre, erklärte man die Behandlung für aussichtslos. „Selbst wenn das Kind durch eine Fortsetzung der Behandlung hätte überleben können, wurde diese Möglichkeit im Grunde nicht geboten“ (Vermeulen, 2001, S. 265-266).

Vermeulen achtete besonders darauf, wie Ärzte sprechen und welche Argumente sie in Gesprächen untereinander und mit den Eltern vorbringen. Er zitiert beispielsweise einen Neonatologen, der ein Kind zu behandeln hatte, das nach einer Schwangerschaft von nur 25 Wochen und drei Tagen geboren worden war. Behandelte der Arzt das Kind und bliebe es am Leben, würde es wahrscheinlich behindert sein. Der Arzt sagte: „[E]s handelt sich um ein Kind, bei dem wir trotzdem Argumente finden müssen, um auf eine Behandlung verzichten zu können.“ Nachdem der Ultraschall gut ausgefallen war, zog der Neonatologe die düstere Schlussfolgerung: „Dann steckt man im Behandlungskreislauf.“ Sei man erst einmal in einen solchen Kreislauf geraten, gebe es kaum noch Gründe, die Behandlung abzubrechen: Das Kind wird gerettet, aber ist das richtig?

Diese Dilemmata sind in der Neonatologie durchaus real. Von ca. 1.300 Kindern, die seit 1983 beobachtet wurden und mit einem Gewicht von unter 1.500 Gramm und/oder vor der 32. Schwangerschaftswoche geboren wurden, starben 28 Prozent im ersten Lebensjahr. Mit fünf Jahren hatten 13 Prozent eine Einschränkung und 14 Prozent eine Behinderung. 20 Prozent zeigten Verhaltensstörungen. Als Neunjährige erhielten 19 Prozent der Kinder sonderpädagogischen Unterricht. Laut dem Gesundheitsrat werden 40 Prozent der im Jahr 2000 noch lebenden Kinder als Erwachsene Probleme haben, ein selbstbestimmtes, sozial eingebundenes Leben zu führen (ebd., S. 86).

Ob man sich für oder gegen eine Behandlung ausspricht, hängt von der Bereitschaft ab, das Risiko einer möglichen Behinderung in Kauf zu nehmen. Mit solchen Risiken geht man in jedem Land anders um. Die niederländische Richtlinie fordert, Frühchen von der 24. Woche an zu behandeln. Wie Studien aus dem Jahr 2008 nachgewiesen haben, halten sich niederländische Ärzte in der Praxis noch länger zurück. Auch in der 25. Woche behandeln sie diese Kinder nicht immer (Gerrits-Kuiper et al., 2008, S. 383-388). Niederländische Ärz -te sind mit der Einleitung von Behandlungen zurückhaltender als ihre Kollegen in anderen Ländern (Leeuw et al., 2000, S. 608-615). Daher weichen manche Eltern, die für ihr Kind eine möglichst große Chance auf Behandlung haben möchten, in deutsche Krankenhäuser aus (Romberg, 2008).

Eine Untersuchung aller zwischen Oktober 2005 und September 2006 auf niederländischen Intensivstationen gestorbenen Babys zeigt, dass es sich zu 58 Prozent um Babys handelte, die keine Überlebenschance hatten. Die restlichen 42 Prozent hätten eine Überlebenschance gehabt, doch bei ihnen wurde wegen ihrer schlechten Lebensqualität auf eine lebensrettende Behandlung verzichtet. Im Großteil dieser Fälle war es nicht um das aktuelle, sondern um das prognostizierte zukünftige Leiden des Kindes gegangen. „Unsere Beobachtungen bestätigen, dass die künftige Lebensqualität für niederländische Ärzte von entscheidender Bedeutung ist. Sie sind bereit, ausschließlich auf der Basis der prognostizierten künftigen Lebensqualität auf eine lebensverlängernde Behandlung zu verzichten oder diese einzustellen", schreiben die Forscher, darunter der Groninger Kinderarzt Eduard Verhagen (Verhagen et al., 2009, S. 65-79).

Im Untersuchungszeitraum dieser Studie scheint nur ein einziger Fall von aktiver Lebensbeendigung vorgekommen zu sein. Der Verzicht auf Behandlung ist also viel häufiger zu beobachten.

Warum wird diesen Babys eine so geringe Lebensqualität prognostiziert, dass man zu dem Entschluss kommt, sie nicht zu behandeln, sondern sterben zu lassen? Der von den Ärzten meistgenannte Grund ist „künftiges Leiden". Beim künftigen Leiden geht es nur höchst selten um „Schmerz", viel öfter wird ein „prognostiziertes Leiden an funktionalen Einschränkungen" angeführt (ebd., S. 61).

Alle Eltern dieser Babys hatten ihre Zustimmung gegeben. Manchmal waren sie anfangs nicht einverstanden. In diesen Fällen hatten ihnen die Ärzte mehr Zeit gewidmet und sie mit weiteren Informationen versorgt, bis sie am Ende der Ärztemeinung gefolgt waren (ebd., S. 65-79).

Überleben als Behinderter – ein Misserfolg?

Sollten Behinderte besser tot sein? Nicht viele werden diese Frage mit „ja" beantworten. Dennoch findet sie gelegentlich, in verschleierter Form, Zustimmung.

Heleen Dupuis argumentiert, ein Arzt müsse Leid mindern und dürfe auf keinen Fall Leid vermehren. Außerdem plädiert sie dafür, Kosten und Nutzen ärztlicher Behandlungen sorgfältig gegeneinander abzuwägen. Das klingt vernünftig. Aber Dupuis fasst den Begriff „Kosten" sehr weit: Ein Leben mit Behinderungen gehört aus ihrer Sicht offenbar zu den „Kosten". Behindert zu leben, bringt demnach nur Leid mit sich und kein Glück, es bringt nur Kosten, keinen Nutzen.

Dupuis, Senatorin der rechts-liberalen VVD, führt als Beispiel Reanimationen an, die manchmal Menschenleben retten. Der eine kommt dabei gesund davon, ein anderer muss mit Behinderungen weiterleben. Für den, der gesund überlebt, sei das sehr schön, schreibt Dupuis, der andere jedoch, der mit schweren Behinderungen überlebt, sei der Dumme. „Zu Recht geht man davon aus, dass man nicht den Tod eines Menschen riskieren darf, der gesund hätte überleben können. Dennoch bleibt hier ein großes Problem ungelöst. Denn wer nicht gesund, sondern mit ernsten Behinderungen überlebt, bezahlt im Grunde den Preis für das gesunde Weiterleben der erfolgreich reanimierten Gruppe." Dupuis beschreibt hier nur gesundes Überleben als wertvoll. „Muss denn eine Wiederbelebung, die ein Weiterleben des Patienten, allerdings als Behinderter, mit sich bringt, als erfolgreich qualifiziert werden? Wahrscheinlich ja, wenn man als Kriterium anlegt, dass der Tod des Patienten verhindert wurde, aber offenkundig nicht, wenn man das Kriterium eines mehr oder weniger gesunden Weiterlebens zugrunde legt" (Dupuis, 1994b).

Sie lässt außer Acht, dass auch ein Leben mit Behinderungen wertvoll sein kann. Vielleicht ist ein Mensch, der durch Wiederbelebungsmaßnahmen gerettet wurde, froh über sein Leben, obwohl es versehrt und durch ernste Einschränkungen belastet ist. Diese Möglichkeit zieht Dupuis nicht in Betracht. Sie bringt kein Argument vor, warum eine Rettung, die zu einem Leben mit Behinderungen geführt hat, als gescheitert anzusehen ist. Offenbar ist das für sie eine solche Selbstverständlichkeit, dass sie meint, es nicht weiter erläutern zu müssen. Ebenso wenig kommt sie auf die Idee, Behinderte, die dank Wiederbelebungsmaßnahmen am Leben geblieben sind, zu fragen, ob sie ihr Leben schätzen, oder, wenn sie nicht mehr sprechen können, aus Beobachtungen zu schließen, ob sie glücklich wirken.

Damit setzt sie die Tradition fort, die 1969 mit J. H. van den Berg, dem Begründer der Sterbehilfebewegung in den Niederlanden, eingesetzt hatte. Auch van den Berg führt in seinem Pamphlet (Berg, 1969) Behinderte nur zur Illustration seiner Behauptung vor, medizinische Behandlungen würden manchmal die sonderbarsten Fehlschläge nach sich ziehen (s. Kap. II, S. 24).

Problematisch ist an Dupuis' Argumentation allerdings nicht nur, dass sie Behinderte auf sprachlose Objekte reduziert. Problematisch ist auch, wie sie eine ökonomische Kosten-Nutzen-Rechnung, eine Abwägung zwischen Leid und Glück, auf Menschen loslässt Wer mehr kostet, als er einbringt, wer mehr Leid verursacht als Glück, sollte besser tot sein. Als ob für Menschen, die sich selbst und anderen Leid zufügen, die Menschenrechte nicht gälten.

Auf der Intensivstation des Universitätsmedizinischen Zentrums Rotterdam muss Erwin Kompanje herzlich über Heleen Dupuis' Behauptung lachen. Wenn der Zweck ärztlicher Behandlung darin bestünde, nur gesunde Menschen überleben zu lassen, dann sähe es für die Intensivstationen schlecht aus. „Dann können wir den Laden hier zumachen", sagte der als Medizinethiker auf Intensivversorgung spezialisierte Kompanje (Interview mit dem Autor am 22. Mai 2009). Von den Personen, die in die Intensivstation auf-genommen werden, leben nach einem Jahr noch 60 Prozent, und von diesen 60 Prozent ist mehr als ein Drittel von anderen abhängig.

Die Angst vor dem Dahinvegetieren

Wenn in der Öffentlichkeit über den Behandlungsverzicht diskutiert wird, werden häufig Wiederbelebungsmaßnahmen thematisiert. Regelmäßig werden die angeblich geringen Erfolge von Wiederbelebungsversuchen erwähnt. Der Kardiologe Ruud Koster vom Amsterdamer universitätsmedizinischen Krankenhaus AMC nennt es „die Mär vom Dahinvegetieren": die Angewohnheit, in den Medien immer auf die vielen Menschen zu verweisen, die angeblich nur noch als „dahinvegetierende Treibhauspflanzen" aus einer Wiederbelebungsmaßnahme erwachen. Mit der Wirklichkeit habe das nicht allzu viel zu tun, sagt Koster (Interview mit dem Autor, der eng mit dem Niederländischen Rat für Wiederbelebung [*Nederlandse Reanimatie Raad*] verbunden ist, am 26. Mai 2009).

Zum einen scheitern die meisten Wiederbelebungsversuche: In mehr als 80 Prozent aller Fälle überleben die Patienten den Wiederbelebungsversuch nicht. Zum anderen kommt von den Menschen, die überleben, die große Mehrheit unversehrt davon. Die Anzahl der Überlebenden mit schweren Behinderungen ist gering. Die öffentliche Diskussion verwechselt offenbar das – zweifellos hohe – Risiko des Scheiterns einer Reanimation mit dem Risiko eines durch Behinderungen beeinträchtigten Weiterlebens nach einer gelungenen Wiederbelebung.

„80 Prozent der Menschen, die eine Reanimation überleben, sind in einem guten Zustand", sagt Koster. „Manchmal werden sie Probleme damit haben, sich eine Telefonnummer zu merken, aber es sind kaum zukünftige Schwierigkeiten zu erwarten, die auf die Reanimation zurückgeführt werden können. Noch einmal zehn Prozent haben ziemlich schwere Schädigungen nach der Wiederbelebung. Die restlichen ca. zehn Prozent gehen aus der Reanimation mit einem schlechten Ergebnis hervor. Es kommt gelegentlich schon vor, dass man denkt: ‚Was für eine Katastrophe, hätten wir damit bloß gar nicht erst angefangen'" (ebd.).

Im Spätsommer 2008 kam es zu einer aufgeregten Debatte um ein Pflegeheim in Amersfoort, das eine „Nein, es sei denn"-Politik angekündigt hatte: Von nun an werde man auf Wiederbelebungsmaßnahmen bei älteren Bewohnern verzichten, es sei denn, sie hätten vorher mitgeteilt, im Notfall reanimiert werden zu wollen.

Das Alter sei ein schlechtes Kriterium, kommentierte Ruud Koster. „Unsere eigenen Zahlen zeigen, dass Senioren nicht per se schlechter aus einer Wiederbelebungsmaßnahme herauskommen als jüngere Menschen. Wenn ein Neunzigjähriger im Supermarkt einen Herzstillstand hat, würde ich ihn durchaus defibrillieren. Warum auch nicht? Die Frage, ob das Leben noch etwas wert ist, hat nichts mit Wiederbelebungsmaßnahmen zu tun" (ebd.).

Die „Nein, es sein denn"-Politik des Pflegeheims sei inzwischen aufgegeben worden, sagt Koster. Nur wenn die Personen selbst mitteilten, keine Wiederbelebung zu wollen, hätte sie zu unterbleiben. In allen anderen Fällen müsse reanimiert werden, es sei denn, der Patient befinde sich in der Endphase seines Lebens, und es sei schon ein Prozess eingetreten, in dem die Organfunktionen allmählich ausfallen.

Wenn jemand eine Reanimation überlebt und davon eine Schädigung zurückbehält, hat der Partner mitunter mehr Probleme damit als der Betroffene selbst, betont Koster. Häufig nehme der Partner die Veränderung des Betroffenen deutlicher wahr als dieser selbst. Aber wir müssten im Interesse des Patienten argumentieren, nicht im Interesse seines Partners. „Wir sollten nicht aus der Perspektive des Gesunden über das Leben eines Patienten urteilen" (ebd.).

Soll der Behinderte reanimiert werden?

2006 erschien in den Niederlanden eine aufsehenerregende Dokumentation über Wiederbelebungsmaßnahmen. In dem Film „Ich will niemals berühmt werden“ (Originaltitel: Ik wil nooit beroemd worden) von Mercedes Stalenhoef wurde die Frage aufgeworfen, ob eine Reanimation manchmal besser unterbleiben sollte.

Dieser Dokumentarfilm über das Leben des Cellisten Tobias beginnt sehr überzeugend: mit dessen Herzstillstand, den Wiederbelebungsmaßnahmen, dem Koma, in das er fällt, dem Genesungsprozess – der vor allem deshalb so mühselig ist, weil er niemals zu einer vollständigen Genesung führen wird. Tobias war ein begnadeter Cellist aus einem kulturbeflissenen, städtischen Milieu. Jetzt ist er Anfang vierzig, schwer behindert und nicht mehr fähig, Cello zu spielen.

Zu Beginn des Films geht es vornehmlich um Tobias, um seine gravierenden Behinderungen, sein mühsames Sprechen, aber auch um seine ungebrochene Freude an der Musik, um seine Lebenslust. Es geht um seinen Bruder und seine Schwester, seine Mutter, seinen besten Freund – um Menschen in seinem Umfeld, die alles dafür tun, mit ihm in Kontakt zu bleiben und ihm schöne Augenblicke zu schenken. Tobias selbst ist manchmal fröhlich und manchmal traurig. Wir sehen, wie er mit einer Mitbewohnerin im Schwimmbad des Pflegeheims, in dem er wohnt, das Plantschen im Wasser genießt; wir sehen, dass diese Mitbewohnerin und er sich mögen.

Doch allmählich wird der Blick des Zuschauers in eine andere Richtung gelenkt. Nun verschiebt sich die Perspektive auf die Menschen in Tobias' Umfeld. Das Leben mit einem Sohn, Bruder oder Freund, der nicht mehr der ist, der er früher war, ist schwer, und das wird auch deutlich gezeigt. Tobias' Schwester sagt über die Reanimation ihres Bruders: „Es wäre besser gewesen, wenn er gestorben wäre." „Obwohl, besser für wen?", fügt sie ehrlicherweise noch hinzu. Denn Tobias scheint nicht unter seinen Behinderungen zu leiden.

Dann stellt sich die Frage, ob er bei einem weiteren Herzstillstand erneut reanimiert werden sollte. Seine Familie möchte es nicht. Tränen fließen, nachdem Tobias in eine anthroposophische Einrichtung verlegt worden ist. Dort will man reanimieren, sollte Tobias erneut einen Herzstillstand erleiden. Die Mutter ist untröstlich. „Das hat mir kein Mensch gesagt, das von ihrem Glauben und von den ganzen Tabus, die damit zusammenhängen."

Die Regisseurin Mercedes Stalenhoef sprach nach der Filmpremiere über diese Verlegung. Die Wortwahl der Filmemacherin in einem Interview mit der Zeitung *de Volkskrant* lässt aufhorchen. Vorher sei der Wunsch der Familie, Tobias nicht noch einmal zu reanimieren, nie ein Problem gewesen. „Durch die Verlegung wurde er dann doch zu einem Problem. Dadurch wurden einige Fragen aufgeworfen: Ist eine Lebensbeendigung in solchen Fällen wünschenswert? Hat das Leben einen Sinn? Ist Tobias glücklich? Wenn ich ihn betrachte, sehe ich einen jungen Mann, der ziemlich glücklich ist. Aber das lässt sich nicht eindeutig feststellen, ganz gleich, wie oft Tobias auch sagen mag, dass er glücklich ist und hundert Jahre alt werden möchte" (Ekker, 2005). „Ist Lebensbeendigung wünschenswert", darum gehe es, meint die Regisseurin. Der Verzicht auf Wiederbelebungsmaßnahmen gilt rechtlich allerdings nicht als Lebensbeendigung, da irrt die Filmemacherin.

Nun ist es eine Sache zu sagen, dass das Leben von und mit Tobias schwer ist; eine ganz andere Sache ist es, daraus zu folgern, dass Tobias besser nicht mehr leben sollte. Der Film vermischt diese beiden Sachverhalte, indem er die Frage aufwirft, ob *dieser* Mann nicht besser *tot* wäre. Wenn anschließend festgestellt wird, dass diese Frage mit „ja" zu beantworten ist, ergeben sich daraus Konsequenzen für die Entscheidung, ob er medizinisch behandelt werden soll oder nicht. Hier wird also die Frage, ob Wiederbelebungsmaßnahmen sinnvoll sind, nicht aufgrund medizinischer Fakten beantwortet, sondern aufgrund des Grades der vorliegenden Behinderung des zu reanimierenden Menschen.

Die unzähligen berechtigten Fragen über Sinn und Zweck von Wiederbelebung könnten sich gesunde wie kranke Menschen gleichermaßen stellen. Wenn die Hilfe erst spät kommt, kann es Gründe geben, erst gar nicht mit Wiederbelebungsmaßnahmen anzufangen, unabhängig davon, ob der Mensch mit Herzstillstand nun behindert ist oder nicht. In dem Film wird jedoch nur darüber diskutiert, ob es sinnvoll ist, *einen Behinderten* zu reanimieren. Manche Menschen sind es demnach offenbar nicht wert, gerettet zu werden.

„Wir hoffen alle, dass das nicht passiert", sagt der Bruder über die Gefahr eines erneuten Herzstillstandes bei Tobias. „Obwohl ..." Dem Bruder geht auf, dass das nicht ganz stimmt: Irgendwie möchte auch er, dass Tobias stirbt. Die Familie beruft sich dabei auf den früheren Tobias. „Ich bin mir sicher, dass er das nicht gewollt hätte", sagt seine Schwester. „Ich bin mir sicher, dass er dann gesagt hätte: Sterbehilfe! Das will ich nicht"[13], sagt sein Bruder. „Den lieben langen Tag nur dasitzen, nicht lesen können", sagt Tobias' Mutter.

Tobias selbst sagt: „Ich will nicht sterben." Wegen seiner Hirnschädigung kann er nur mit Mühe sprechen, aber diesen

13 Im Original: „... gezegd had: euthanasie! Dit wil ik niet."

Satz bringt er sehr klar heraus. Doch es geht nicht um ihn. Jeder darf seine Meinung sagen, und die Filmemacherin fragt auch ständig nach. Doch als Tobias sagt: „Ich will nicht sterben", lässt es die Regisseurin dabei bewenden.

Am Ende des Films hat die Regisseurin verschiedene Fragmente zusammenmontiert, in denen die Familie und Tobias' bester Freund ihren Zweifel am Wert seines Lebens äußern und im Grunde seinen Tod wünschen. Kurz darauf endet der Film mit einer Schlussszene, in der alle zusammen zu Ehren von Tobias' Geburtstag „Aan de Amsterdamse grachten" singen.

Wie die Familie und die Betreuer mit Tobias umgehen, ist herzerwärmend. Der warme, menschliche Filmanfang bewegt den Zuschauer dazu, mit der Familie und Tobias' gutem Freund mitzufühlen, und bevor man es recht bemerkt, stimmt man dem zu, was sie über den Wert seines Lebens und die Überflüssigkeit eventuell erneut notwendiger Wiederbelebungsmaßnahmen sagen.

Im Abspann ist zu lesen, dass der Film von der NVVE, der niederländischen Vereinigung für ein freiwilliges Lebensende, unterstützt wurde. Die NVVE will damit zeigen, wie wichtig es ist, sich rechtzeitig zu überlegen, ob man reanimiert werden möchte oder nicht. Tobias dient als Beispiel dafür, was sich daraus ergeben kann, wenn man nicht gründlich darüber nachgedacht hat: Seht her, das kann einem passieren, wenn man wiederbelebt wird. Der Mann mit der Behinderung wird so zum Exempel, zum passiven Objekt für die Argumentation der NVVE. Daher kann es auch nicht wirklich verwundern, dass Tobias' eigener Wunsch – „Ich will nicht sterben" – ignoriert wird.

Mercedes Stalenhoefs Film wurde gut aufgenommen, ausgezeichnet und in zahlreichen niederländischen Kinos sowie im Fernsehen gezeigt. Zwei Jahre nach der Filmpremiere, Anfang 2008, starb die Hauptperson Tobias im Schlaf. In verschiedenen Medien wurde der Tod dieses nicht zuletzt durch den Dokumentarfilm bekannt gewordenen ehemaligen Cellisten gemeldet. Hanneke Groenteman, eine bekannte Persönlichkeit des niederländischen Fernsehens, schrieb darüber in ihrem Weblog: „Tobias (...) war der fröhliche Cellist (...), über den im vergangenen Jahr [sic] von Mercedes Stalenhoef ein wunderbarer Dokumentarfilm gedreht wurde. Ich habe ihn nicht persönlich gekannt, aber durch diesen beeindruckenden Film doch ein wenig kennengelernt. Trotz seiner schweren Invalidität und Hilfsbedürftigkeit war er als Mensch sehr angenehm und anziehend. Es macht mich traurig, dass er gestorben ist, obwohl es für ihn vermutlich besser war. Genug gelitten, genug ertragen." Hanneke Groenteman hat nur den Dokumentarfilm gesehen. Trotzdem sieht sie sich zu der Vermutung berechtigt, dass es für diesen Mann besser ist, tot zu sein.

Zum Abschluss dieses Kapitels möchte ich Ihnen anhand dreier Geschichten, zu denen ich detaillierte Informationen habe, anschaulich machen, was es bedeuten kann, wenn die Sinnhaftigkeit eines behinderten Lebens in Zweifel gezogen wird.

„Rik sollte ein kleines Monster in einem Rollstuhl werden"

„Wenn es mein erstes gewesen wäre, weiß ich nicht, ob ich aufmerksam genug gewesen wäre. Aber es war mein fünftes." Henriëtte van den Noort aus IJsselmuiden erzählt von der Geburt ihres Sohnes Rik im Jahr 2003, der mit einem offenen Rücken (Spina bifida, vgl. Kap. VI und VII) in einer ernsten Ausprägung geboren wurde. Seine Wirbelsäule ragte im Neunzig-Grad-Winkel vor. Nach einer

Kaiserschnittgeburt in einem Krankenhaus in Zwolle war Rik ins Universitätsmedizinische Zentrum Groningen (UMCG) verlegt worden.

Dort wurde den Eltern mitgeteilt, ihr Kind sei nicht behandelbar. Die Ärzte warnten, dass Rik unerträglich leiden werde. Henriëtte fand das ein wenig merkwürdig, denn er lag ganz ruhig da und trank gierig (vgl. Kap. VI, S. 89 und Kap. VII, S. 97). Die Ärzte sagten auch, dass Rik niemals sitzen und erst recht nicht gehen können werde. Seine kognitiven Fähigkeiten seien in Mitleidenschaft gezogen. Rik würde „ein kleines Monster in einem Rollstuhl" werden, „ohne Lebensqualität". Henriëtte und ihr Mann bereiteten sich auf das bevorstehende Sterben ihres Sohnes vor. Sie wollten, dass er in ihren Armen stirbt. Nach kurzer Zeit bekam Rik starke schmerzstillende Medikamente. Seine Eltern sahen, dass sie eine betäubende Wirkung auf ihn hatten und er zu trinken aufhörte. „Sie hatten gesagt, er habe eine Lebenserwartung von höchstens drei Monaten. ‚Aber so weit lassen wir es nicht kommen', hatten sie noch hinzugefügt. Da ging meinem Mann und mir ein Licht auf." Dass ihr Kind sterben würde, hatten die Eltern akzeptiert, aber dass der Zeitpunkt des Todes von den Ärzten bestimmt werden sollte, ging ihnen zu weit.

Das Personal in Groningen hatte Riks Eltern angeboten, sich mit jeder Frage an sie zu wenden. „Am nächsten Tag haben wir gefragt, ob die Tramadolgabe eingestellt werden könne." Diese Frage gefiel der Ärztin gar nicht; sie sagte, die Eltern kündigten ihr damit das Vertrauen auf. „Wir durften auf der Stelle mit Rik ins Krankenhaus nach Zwolle gehen. Wir hatten keine Babytragetasche bei uns, keine Jacke, nichts. Man gab uns aber eine kleine Decke für Rik mit." In ihrem eigenen Auto fuhren sie, Rik mit dem offenen Rücken auf dem Schoß, in das andere Krankenhaus. „Wir fuhren,

Psalmen singend, nach Zwolle und hofften, dass er in seiner eigenen Wiege sterben kann", erzählt die strenggläubige Protestantin Henriëtte van den Noort.

Das Universitätsmedizinische Zentrum Groningen (UMCG) kann aus Datenschutzgründen nicht auf die Darstellung von Riks Eltern reagieren, bezeichnet es aber als „sehr bedauerlich, dass die Geschehnisse von ihnen in dieser Weise wahrgenommen wurden".

In Zwolle stellte sich nach einigen Tagen heraus, dass Rik nach Hause durfte. Das Risiko zu sterben war noch immer groß, aber er benötigte keine Intensivversorgung mehr und konnte zu Hause gepflegt werden.

Um zu entscheiden, wie es mit Rik weitergehen sollte, ersuchten seine Eltern beim Universitätsmedizinischen Zentrum in Nijmegen um eine zweite Meinung. „Das ist ein römisch-katholisches Krankenhaus, die sind ein bisschen konservativer." Dort teilte man den Eltern mit, dass Rik am besten zu Hause bleiben und eine Weile beobachtet werden sollte, wobei die Möglichkeit, dass er sterben könnte, auf 50 Prozent geschätzt wurde.

Nach einigen Monaten entwickelte Rik einen Wasserkopf, was bei Kindern mit Spina bifida häufig auftritt. Jetzt konnte man sehen, dass er Schmerzen hatte, erzählt seine Mutter. Eine Drainage zur Ableitung der Gehirnflüssigkeit musste angebracht werden. Dagegen erhob der Neurochirurg in Nijmegen Einwände. „Er sagte: ‚Sie werden bestimmt fünfzig Operationen brauchen, wollen Sie das Ihrem Kind antun? Es hat keine Lebensqualität mehr.' Am Ende hat er ihn doch operiert, aber als rein palliative Maßnahme, um Schmerzen abzuwenden."

Danach wuchs Rik weiter bei seinen Eltern in IJsselmuiden auf. Nach anderthalb Jahren hatte sich sein Gesundheitszustand so weit gebessert, dass er am Rücken operiert werden konnte. Henriëtte: „Damals hat der Orthopäde seinen Rücken durchgesägt und ein paar Wirbel herausgenommen."

Insgesamt wurde Rick bis zu seinem fünften Lebensjahr dreimal operiert; eine vierte Operation steht bevor. Aber er kann sitzen und sich mit dem Rollstuhl selbstständig bewegen.

Henriëtte: „Rik ist kein armes Hühnchen, er ist immer vergnügt und spielt draußen mit anderen Kindern aus dem Viertel. Mit meinem Mann tigert er hier auf dem Fußboden um die Wette, wer schneller ist. Ich frage mich manchmal, was eigentlich eine Behinderung sein soll. Alle meine Kinder haben etwas, worin sie gut sind, und etwas, worin sie nicht gut sind."

Drasko Klikovac: „Ich denke, Irena wird nicht reanimiert werden"

„Irena ist 29, kerngesund, aber geistig behindert. Sie wohnt in einem Heim. Irena kann sehr fröhlich, aber auch sehr unglücklich sein. Die Vereinbarung mit dem Heim war zunächst eindeutig: Wenn sie einen Herzstillstand hat, wird sie reanimiert. Aber irgendwann kam uns zu Ohren, dass sie das geändert hätten: Jetzt sollte sie nur wiederbelebt werden, wenn ihre Lebensqualität danach wieder auf dem gleichen Stand wäre. Aber das weiß man nicht im Voraus, und man konnte auch den Eindruck haben, dass sie Irenas Lebensqualität eigentlich jetzt schon als zu gering einschätzen. Wir haben damals hin und her überlegt und schließlich vereinbart, dass sie in die Notaufnahme gebracht wird, wenn etwas passiert, und dann soll der Arzt dort entscheiden. In dem Heim wohnen 112 Personen. Die meisten Mitarbeiter können nicht reanimieren, und es gibt auch keinen Defibrillator. Ich habe vorgeschlagen, zusammen mit anderen Eltern einen zu kaufen, das kostet, einschließlich der Schulung für acht Personen zur Verwendung des Geräts, 3.000 Euro. Aber daran bestand kein Interesse. Ich bin hundertprozentig für Wiederbelebungsmaßnahmen, egal, wie die Lebensqualität sein wird. Für mich ist das Leben das Höchste, schließlich bin ich gläubig. Aber ich verstehe Eltern, die keine Wiederbelebung für ihr Kind wollen. In ihren Augen ist ihr Kind nur unglücklich. Oder es ist ihnen eine Last. Irenas Mutter konnte es nicht ertragen. Wir wurden schon wenige Monate nach der Geburt geschieden. Ich kann es ihr nicht verdenken, ich weiß, wie viel Anstrengung das alles kostet. Aber ich wollte Irena pflegen."

Drasko Klikovac hat lange selbst für seine Tochter gesorgt. Seit sie in einem Pflegeheim in der Region Den Haag lebt, arbeitet er nachts in einer anderen Einrichtung für stationäre Pflege. „Dort gibt es durchaus Bewohner, in deren Akten steht: Keine Antibiotika verabreichen. Aber das ist bei Irena kein Thema. Bei ihr geht es nur darum, ob sie reanimiert wird oder nicht. Wenn Irena jetzt einen Herzstillstand bekäme, würde sie in die Notaufnahme gebracht. Die ist kilometerweit entfernt. Ich denke, sie wird nicht reanimiert werden, wenn etwas passieren sollte."

„Die Familie wollte, dass ich ihn nicht behandle"

Prof. Armand Girbes arbeitet auf der Intensivstation des VUMC, des Universitätsmedizinischen Zentrums der Freien Universität Amsterdam. Er erzählt: „Ein großer, sportlicher Mann landete nach einem schweren Trauma auf der Intensivstation. Unter anderem war sein rechtes Bein zerschmettert, außerdem hatte er ernste Lungen- und Bauchverletzungen. Wir sahen gute Überlebenschancen, aber sein

Bein war einfach nicht zu retten, eine Amputation war erforderlich. Der Patient selbst war bewusstlos."

Armand Girbes berichtet über die Diskussion mit den Angehörigen. „Ohne Bein? Dann sollte er besser tot sein", sagten sie. Sport sei sein Ein und Alles, und er habe öfter gesagt, dass er lieber tot wäre als behindert. Die Angehörigen wollten ihn nicht operieren lassen, obwohl die Operation sein Leben retten konnte.

„Ich erklärte der Familie, dass ich angesichts der schwerwiegenden Konsequenzen von dem Patienten selbst hören müsse, ob er es ablehnt, sich operieren zu lassen. Aber das war nicht möglich. Deshalb habe ich mich für eine Behandlung im Interesse des Patienten entschlossen. Seine Angehörigen verhielten sich mir gegenüber sehr aggressiv, vor allem seine Freundin war wütend auf mich. Ich sei arrogant, sagte sie. Später, nachdem der Patient die Uniklinik in gutem Zustand verlassen hatte, habe ich ihn gefragt, was er von unserer Entscheidung halte. Er war froh, dass wir ihn damals gerettet hatten. Danach konnte er wieder auf hohem Niveau Sport treiben, nunmehr im Behindertensport. Nein, ich habe ihm nicht erzählt, dass seine Freundin mich gebeten hatte, ihn sterben zu lassen. Bei uns auf der Intensivstation lag auch eine Frau mit einer schweren Bauchspeicheldrüsenentzündung. Sie war sehr krank, wurde beatmet, war aufgedunsen und diverse Organsysteme funktionierten nicht mehr. Das Sterberisiko bei solchen Patienten liegt bei etwa 50 Prozent, aber wenn sie die Krise überstehen, können sie auch wieder völlig genesen. Ich laufe nichtsahnend in das Krankenzimmer, da werde ich von ihrem Mann angesprochen: ‚Herr Doktor, wir haben Familienrat gehalten und beschlossen, dass Sie die Behandlung einstellen sollen. Sie leidet zu sehr.' Er wedelte mit einer Erklärung der Sterbehilfeorganisation NVVE, die seine Frau irgendwann einmal unterschrieben hatte und in der sie sagte, sie wolle nicht wie eine ‚Treibhauspflanze' dahinvegetieren. Ich erklärte ihm, dass es sich um eine fachlich begründete medizinische Einschätzung handle und die Chance auf Gesundung bei 50 Prozent liege. Wir haben sie behandelt, und sie wurde wieder völlig gesund. Ich denke, dass beide Familien aus Liebe gehandelt haben, es geschah wirklich aus Liebe, als sie sich in dieser Weise äußerten. Die Patienten sahen ja auch schrecklich aus. Aber dass sie so etwas verlangen, das liegt auch an unserer Gesellschaft, und eigentlich ist es ziemlich bizarr. Ich habe sowohl die französische als auch die niederländische Nationalität; in Frankreich verlangen Angehörige so etwas nicht. Sie wissen, dass das nicht geht."

XI Niek und ich, oder: Warum dieses Buch geschrieben wurde

Dieses Buch habe ich nicht ohne Grund geschrieben. Bestimmte Umstände verwandelten mich von einem durchschnittlichen Niederländer, dem aktive Sterbehilfe und die Beihilfe zur Selbsttötung als Vorzeigeobjekte unseres liberalen Landes galten, in einen Menschen, der vor der Mitleidlosigkeit zurückschreckt, mit der seine Landsleute über ein Leben mit Behinderungen sprechen.

1994 stellte sich heraus, dass mein Freund Niek, mit dem ich damals seit sechs Jahren zusammenlebte, einen Tumor im Kopf hatte. Niek war zweiundvierzig, ich war dreißig.

Es hatte damit angefangen, dass Niek urplötzlich den Blick eines Serienmörders hatte, mit den Schultern vor- und zurückschaukelte und mit einer befremdlichen, sonoren Stimme unsinniges Zeug von sich gab. Das dauerte anderthalb Minuten und wiederholte sich mehrere Male. Danach konnte er sich an nichts mehr erinnern. Glücklicherweise trat es einmal im Beisein meines Bruders auf, den ich fragte, ob er es für normal halte, was da gerade vor sich ging. Nein, das sei absolut nicht normal. Da wusste ich, dass ich mich nicht getäuscht hatte: Hier stimmte etwas nicht.

Nachdem das Gleiche auch an Nieks Arbeitsstelle passiert war, ging mein Freund zum Arzt. So wurde der Tumor entdeckt. Für uns eine große Erleichterung, denn jetzt wussten wir, woher die leichten epileptischen Anfälle kamen, die ich beobachtet hatte. Der Tumor war nur klein, außerdem lag er sehr günstig. Er musste nur beobachtet werden.

In der Zwischenzeit beschäftigte sich Niek voller Begeisterung mit seiner Allergie. Seit Jahren musste er den ganzen Sommer über niesen. Als er 1995 begann, seine immer heftigeren epileptischen Anfälle ebenfalls dieser Allergie zuzuschreiben, wurde mir klar, dass er etwas verleugnete. Nieks Charakter veränderte sich, allmählich entschwand er in eine andere Welt. Ein Träumer war er schon immer gewesen, aber jetzt sah er Sternensysteme und fühlte sich erfüllt von Gott, Liebe und ewigem Glück. Er war nicht nur euphorisch, sondern immer öfter auch argwöhnisch, nachtragend und abweisend. Anscheinend hatten sich viele Wesen in unserer Wohnung eingenistet, über die er ab und zu etwas verriet. Zum Beispiel gab es eine Bäckerin, die ihm Angst machte. Obwohl er wusste, dass er sich das alles nur einbildete, legte er eine alte Zwiebackbüchse auf den Kühlschrank, um sie zu besänftigen. Vertrauen weckten in ihm dagegen ein tanzender Derwisch und auch ein Schneemann, der mitunter in einem strahlenden Lichtkranz ins Wohnzimmer trat. Dann hob Niek verzückt den Blick.

Ich war aus beruflichen Gründen viel im Ausland. Allmählich wurde unsere Beziehung brüchig.

„Gehst du denn schon nach Hause?“, fragte eine Kollegin eines Abends im Januar 1996. „Ja, ich muss früher los, Niek liegt im Krankenhaus. Er wird morgen operiert, er hat einen Hirntumor.“ Als ich sah, dass sie erschrak, schämte ich mich. So schlimm war es ja nicht, deshalb beruhigte ich sie: „Na ja, Hirntumor, es ist eigentlich nur eine winzige Stelle. Und sie liegt sehr günstig.“ Der Tumor sei aktiv geworden, hatte der Neurologe gesagt, deshalb müsse er entfernt werden.

Erst als ich am Abend im Krankenhaus sah, dass sie Niek vorsorglich in ein Einbettzimmer verlegt hatten, begriff ich, dass eine Gehirnoperation etwas Ernstes ist, selbst wenn es dabei nur um einen erbsengroßen Tumor geht. Vielleicht wollte ich es auch erst jetzt wahrhaben. Ich verabschiedete mich von Niek, versuchte, ihn zu beruhigen. Ich war mir des kleinen Risikos bewusst, dass er sterben könnte. Womit ich nicht rechnete, war, dass er danach behindert sein könnte.

Niek war so ein Typ, der in eine Kneipe geht, und kaum eine Stunde später schüttet ihm ein Wildfremder sein ganzes Herz aus. Meistens war es eine Frau, Niek hatte viele gute Freundinnen. Er dagegen erzählte fast nie etwas von sich.

So hatte er mir vorher nie etwas von seiner Angst erzählt, durch den Eingriff womöglich zum Behinderten zu werden. Jedes Mal, wenn er zu einem der vielen Termine ins Krankenhaus gegangen war, war sein Blick auf den Rollstuhleingang gefallen. Der Chirurg berichtete nach der OP, er habe noch nie zuvor einen Patienten gehabt, der ihn so genau über die Risiken einer Behinderung aufgrund einer Gehirnoperation ausgefragt habe. Dieses Risiko sei sehr gering, wiederholte der Chirurg auch nach der Operation und schaute verwundert auf Niek.

Am Tag der Operation sah ich Niek abends auf der Intensivstation. Er schien fast bei Bewusstsein zu sein und drückte meine Hand, als ob er Angst hätte zu sterben. Ich sah, dass sich seine linke Seite nicht bewegte: Diese Körperhälfte war vom Arm bis zum Bein gelähmt. Aber ich hatte größere Angst um sein Leben.

Am nächsten Tag lief der Neurochirurg aufgeregt um Nieks Bett herum. Er war besorgt und schien verwirrt. Der Tumor, der doch mehr Ähnlichkeit mit einem Ei als mit einer Erbse gehabt und überdies Fortsätze ausgebildet hatte, war zwar entfernt worden, aber der Eingriff hatte unerwartet eine schwere Hirnschädigung verursacht.

Nachdem der Arzt gegangen war, setzte ich mich an Nieks Bett. Er hatte immer so gern die Bücher von Oliver Sacks gelesen, Bücher über das Gehirn und wie es nach einer Beschädigung funktioniert. Doch er war sich nicht bewusst, dass er nun etwas sagte, was von Sacks genau beschrieben worden war: „Heute morgen dachte ich, sie hätten mir jemanden ins Bett gelegt, denn ich spürte ein fremdes Bein neben mir. Aber es war mein eigenes.“ Er hatte das gelähmte Bein nicht als sein eigenes erkannt. Kurz darauf wollte er mich anfassen. Ich sagte ihm nicht, dass er seinen eigenen linken Arm streichelte.

Niek war verwirrt. Ich erklärte ihm, dass es, wenn es dunkel ist, Nacht ist, und Tag, wenn es hell ist. Und dass wir schlafen, wenn es Nacht ist, und er mich dann nicht anrufen solle. Und ich fragte mich, was noch alles auf mich zukommen würde, wenn ich ihm schon solche Dinge erklären musste. Ich wusste jedenfalls, dass es größere Probleme geben würde als den Arm und das Bein, die jetzt nicht mehr funktionierten.

Nach einem Monat wurde Niek vom Krankenhaus in die Reha verlegt. Dort blieb er ein Dreivierteljahr.

Im Reha-Zentrum gab es einen Psychologen, vor dem Niek Angst hatte. Denn der Psychologe testete, wozu Niek geistig noch in der Lage war. Das Ergebnis war nicht so gut, deshalb mochte Niek den Psychologen nicht. Ich dagegen war froh, dass dieser Mann wissenschaftlich diagnostizierte, was ich schon längst wusste: Niek war geistig nicht in Ordnung.

In der Reha lernte er, mit dem rechten Bein ein paar Schritte zu gehen, sein mit einer Schiene verstärktes linkes Bein benutzte er als eine Art Stock. Niek konnte sich nicht mehr selbst anziehen, weil er keine Ahnung hatte, worin der Unterschied zwischen einem Hosenbein, einem Ärmelloch und der Öffnung, durch die man den Kopf steckt, bestand.

Außerdem vergaß er einfach seine linke Seite. Niek war nicht nur linksseitig gelähmt, er leugnete und negierte auch alles, was sich links befand. Wenn ich zu ihm sagte, dass er nach links schauen solle, sah er nach oben. Zur großen Faszination des Augenarztes hatte er eine vollkommene Hemianopsie, auch Halbseitenblindheit genannt: Von jedem Auge verarbeitete das Gehirn nur die rechte Hälfte des Blickfelds. Beim Essen aß er nur die rechte Hälfte des Tellers leer, denn die linke sah er nicht. Allerdings hatte er schnell herausgefunden, dass man durch Drehen des Tellers immer noch eine weitere Portion finden konnte. Wenn er las, sah er nur die rechte Hälfte der Zeile, aber es gelang ihm nach einiger Zeit, einfache Zeitungsüberschriften und CD-Titel vom dritten oder vierten Wort an zu lesen und dabei die ersten Worte aufs Geratewohl zu ergänzen.

Der linke Arm hing gelähmt und verkrampft vor seiner Brust und war ihm bei allem im Weg. Die halbseitige Lähmung hatte sein Gesicht asymmetrisch verzerrt, aus dem linken Mundwinkel tropfte manchmal ein bisschen Speichel. Niek hatte keinen Orientierungssinn mehr, das räumliche Vorstellungsvermögen fehlte ihm völlig, und mit seinem Rollstuhl stieß er gegen alles und jeden links von ihm. Ständig suchte er seine Sachen, verirrte sich in der Wohnung und verlor sich im Chaos. Niek stellte überall Uhren auf und hoffte, dadurch Halt finden zu können. Wie Apparate funktionierten, war ihm, dem früheren Tontechniker, ein Buch mit sieben Siegeln. Einmal sah ich ihn wütend mit dem Rollstuhl über seinen CD-Player fahren, weil er nicht mehr mit den Schaltknöpfen umgehen konnte.

Wenn ich ins Reha-Zentrum kam, fand ich ihn oft mit verwirrtem, ängstlichem Blick vor, verzweifelt auf der Suche nach Halt. Das war der Hirnschadenblick. Sobald er mich sah, hellte sich sein Gesicht auf, er entspannte sich und warf mir liebevolle, fröhliche und anhängliche Blicke zu. Das war nicht mehr derselbe Niek, mit dem ich seit sieben Jahren zusammen war. Er war viel anhänglicher, kindlicher, liebevoller geworden. Und ein ganzes Stück weniger intelligent.

Der Reha-Arzt schlug vor, Niek in ein Pflegeheim zu überweisen. Von dort aus könne Niek dann irgendwann in eine „Wohnform" für Menschen mit Hirnschädigungen umziehen. Aber Niek klammerte sich an mich, an Leiden, an unsere Wohnung, und ich wusste zwei Dinge ganz sicher: Niek musste nach Hause, sonst würde seine Willenskraft gebrochen; und Niek konnte nicht nach Hause, es würde zu schwer werden. Ein echtes Dilemma, weil ich auch wusste, dass es so gut wie keine Chance mehr gab, irgendwann später noch einen Platz in einer Wohneinheit für Menschen mit Hirnschädigungen zu bekommen. Beim Kampf um die raren Plätze sind Patienten, die direkt von den Krankenhäusern und Pflegeheimen überwiesen werden, gegenüber den zu Hause lebenden Bewerbern im Vorteil. Schließlich entschloss ich mich, Niek wegen dieses Blicks nach Hause zu holen, wegen dieses Hirnschadenblicks, der verschwand, sobald er mich sah, und der mich damit in die Pflicht nahm. Im Herbst 1996 kam Niek nach Hause. Von da an arbeitete ich meist am Abend, um tagsüber Zeit für Niek zu haben. Wenn ich nicht da war, konnte Niek auf einen Notrufknopf drücken; dann rief die Notrufzentrale einen seiner Freunde an. Sie hatten Wohnungsschlüssel und waren bereit zu helfen. Das war auch nötig, denn die anfangs leichten epileptischen Anfälle waren nun heftiger geworden. Zum Glück fühlte er rechtzeitig, wenn sie bevorstanden, sodass er den Notrufknopf drücken konnte, bevor der Anfall einsetzte.

Trotz aller Hirnschädigungen war Nieks Gedächtnis perfekt geblieben. Er konnte Handlungsabläufe auswendig lernen und bei genügend Übung auch in die Tat umsetzen. Zum Beispiel hatte ich Computerunterricht für ihn organisiert.

Und nach einigen Jahren des Übens konnte er E-Mails verschicken und Musik herunterladen.

Lehrer konnte er allerdings nicht bleiben. Das war sehr schlimm für ihn, denn Niek war der geborene Lehrer. Nun verbrachte er seine Tage mit dem Hören von CDs und LPs oder dem Anschauen von Videos und DVDs. Manchmal schaffte er es, wunderschöne Musik-CDs zusammenzustellen, mit denen er seinen ganzen Freundeskreis glücklich machte. Aber manchmal suchte er auch sechs Stunden lang auf einem Videoband einen Auszug aus *Absolutely Fabulous*, ohne ihn finden zu können, auch nicht auf der B-Seite, nach der er lange und völlig vergeblich gesucht hat. In solchen Momenten war keinerlei Kontakt zu ihm möglich. Er war nicht mehr Herr seiner Aufmerksamkeit; wenn ihm etwas nicht gelang, konnte er den ganzen Tag lang weiterprobieren. Offenbar ist auch die Fähigkeit, bewusst mit etwas aufzuhören, eine Gabe des Gehirns, die man wegschneiden kann. Abends räumte ich die LP-, CD-, Video- und DVD-Stapel auf, die sich um ihn herum angehäuft hatten. Dann bekam Niek regelmäßig Wutanfälle, so könne er überhaupt nichts mehr finden. Weil ihm das Zeitgefühl abhanden gekommen war, wollte er erst spät in der Nacht schlafen gehen.

Mit den Mitarbeiterinnen der Hauspflege hatte Niek viel Spaß. Manchmal, wenn sie ein Ei für ihn kochten, stand er auf, nahm seinen Stock, schlurfte ins Wohnzimmer, kehrte dort wieder um, schlich sich zurück Richtung Küche, steckte den Kopf um die Ecke, und rief dann ganz laut: „Buh!“. „Um das Ei abzuschrecken“, feixte er dabei.

Niek verstand es weiterhin, Freunde zu gewinnen. Zwar musste ich eine Anleitung schreiben, die diesen Freunden seine mitunter sonderbaren Reaktionen erklärte, aber Niek blieb ein geselliger Typ, und er konnte sich in andere Menschen einfühlen. Auch mir blieb er eine Stütze. An den Wochentagen bekam er immer mehrmals Besuch.

Ohne Begleitung konnte Niek nicht mehr aus dem Haus, denn er verirrte sich, sobald er vor der Haustür stand. Außerdem hatte er den Begriff „links" völlig abgeschafft, und deshalb konnte von dieser Seite auch kein Verkehr kommen. Lange hegte ich die Hoffnung, dass Niek irgendwann mit einem Blindenhund und einem elektrischen Behindertenfahrzeug eine feste Runde durchs Viertel drehen können würde. Aber das blieb ein Wunschtraum. Das Risiko, in einem Graben zu landen, war zu groß. Einmal pro Woche nahm jemand von der Hauspflege Niek mit in die Stadt, damit er ein wenig aus der Wohnung kam, selbst etwas einkaufen und in einem Musikladen, in dem immer ein kleiner Stapel für ihn bereit lag, CDs ausleihen konnte. Manchmal gingen wir mit Freunden in den Wald oder in Popkonzerte.

„Er wäre besser gestorben"

Zweieinhalb Jahre, nachdem Niek den Hirnschaden erlitten hatte, traf ich einen seiner Freunde im Zug nach Amsterdam. Wir unterhielten uns über Niek. Er sagte: „Wäre es nicht besser gewesen, er wäre bei der OP gestorben?" Dieser Satz von einem Freund, der noch vor wenigen Jahren mit ihm verreist war, verblüffte mich. Aber ich wollte ehrlich sein, hatte ich nicht ab und zu dasselbe gestöhnt? „Manchmal ging es mir schon durch den Kopf, dass sein Tod für mich leichter gewesen wäre", gab ich zu. „Dann hätte ich Abschied nehmen und mein eigenes Leben weiterleben können. Aber für ihn ist es gut, dass er lebt. Manchmal lacht er, und er hört gern Musik." „Nein, auch für ihn wäre es besser gewesen, wenn er gestorben wäre", beharrte Nieks Freund. Diesen Satz konnte ich nicht mehr vergessen.

Einmal kam eine Bekannte von Niek zum Essen. Noch aufgewühlt von ihrer viel zu vollen Woche sagte sie zu ihm: „Es ist deine Wahl, weiterzuleben, dann darfst du auch nicht jammern." Abgesehen davon, dass Niek nur selten jammerte, traf mich diese Bemerkung ins Herz. Als hätte sie zu Niek gesagt: „Ich würde es gut verstehen, wenn du Schluss machst. Wenn du das nicht tust, darfst du auch nicht über deine Einschränkungen klagen. Und dann muss ich auch nicht mehr solidarisch mit dir sein." Eine zweite Bemerkung, die mich nicht mehr losließ.

Abschied

Gut vier Jahre, nachdem bei Niek die Hirnschädigung diagnostiziert worden war, beschloss ich, von ihm wegzugehen. Nicht ganz weg, sondern nur auf Abstand. Solange ich in der Nähe war, glaubten Behörden, die Familie und Freunde, dass für Niek gut gesorgt wird. Dass er mich immer auf Trab hielt, vermittelte jedem das Gefühl, Niek sei schon in guten Händen; ständig bekam ich Komplimente für meinen Einsatz und meine gute Betreuung. Aber für mich waren diese Komplimente die Gitterstäbe meines Käfigs. Es war, als könnte sich niemand vorstellen, dass ich daran zugrunde gehen könnte. Gerade dadurch kam dieser Augenblick unaufhaltsam näher. Ich hatte Angst, Niek eines Tages zu schlagen. Weggehen war die bessere Lösung. Und als mir in Berlin eine Stelle angeboten wurde, sagte ich zu. Jetzt gab es eine Deadline: Im Sommer sollte ich nach Deutschland umziehen. Alles kam in Bewegung: Niek erklärte sich einverstanden, in eine kleine Wohnung mit Anbindung an ein nahegelegenes Pflegeheim zu ziehen, wo er eine gewisse Betreuung bekommen konnte. Die Heimleitung erhielt zusätzliche staatliche Zuschüsse, um in Notfällen nachts nach ihm zu sehen; die Stundenzahl der Hauspflege wurde stark erhöht, Nieks Angehörige brachten sich verstärkt ein.

Jetzt konnte ich gehen. Als ich Niek nach fünfmonatiger Vorbereitung zurückließ, fühlte es sich an, als würde ich mir den eigenen Arm ausreißen. Er machte mir keine Vorwürfe. Aber er weinte zwei Sekunden. Es war einer der wenigen Momente in seinem Leben, in denen ich Niek weinen sah.

Vier Wochen darauf kam ich für ein langes Wochenende zurück, und so ging es von nun an jeden Monat. Wir freuten uns beide unheimlich, wenn wir uns sahen. Ich erledigte drei Tage lang den Schreibkram, putzte, kochte für viele Tage im Voraus, räumte auf und versorgte Niek, um die Kosten für die Hauspflege zu sparen. Und er legte Musik für mich auf. Wenn ich in Berlin war, telefonierten wir jeden Tag absprachehalber nur nachts um halb zwölf, damit Niek wusste, dass es Bettzeit war, aber meist fand Niek einen Vorwand, um auch tagsüber zweimal anzurufen. Nachdem ich nicht mehr unter der täglichen Sorge für ihn zusammenzubrechen drohte, konnte ich Niek in die Ferien mitnehmen; Freunde schlossen sich an, um ihn überall hinein- und herausheben zu helfen.

Die schönste Zeit brach an, als Niek vier Jahre später in eine rollstuhlgerechte Parterrewohnung gegenüber einem Pflegeheim zog. Hatte er zuvor, sobald die Sonne schien, im vierten Stock einsam auf seinem Balkon gesessen, so saß er nun das halbe Jahr in dem kleinen Garten, der zur Wohnung gehörte. Jeden, der vorbeiging, sprach Niek an, und so hatte er mehr Unterhaltung denn je. Außerdem gelang es ihm nach langem Üben, selbstständig mit dem Rollstuhl ins Heim gegenüber zu fahren, um sich dort die Haare schneiden zu lassen oder zur Physiotherapie zu gehen. Zum ersten Mal nach neun Jahren konnte er so die eigene Wohnung verlassen und sich ohne Hilfe irgendwohin begeben, auch wenn es nur hundert Meter waren. Wenn er mit dem Wagen umkippte, gab es Nachbarn, die ihm wieder aufhalfen.

Inzwischen war ich in die Niederlande zurückgekehrt und wohnte in Amsterdam, eine halbe Stunde von ihm entfernt. Diese Rückkehr kam zur rechten Zeit, denn im Juli 2005 verschlechterte sich Nieks Zustand. Er stürzte häufiger, so oft, dass er sich irgendwann nicht mehr allein auf die Toilette oder ins Bett zu gehen traute und am liebsten den ganzen Tag sitzen blieb. Die Mitarbeiterinnen der Hauspflege sagten, sie seien beunruhigt, aber ich hörte nicht auf, jeden – und vor allem mich selbst – zu beschwichtigen. Eines Tages gestand mir Niek, dass er acht Stunden lang vergeblich versucht hatte, sich den Schuh anzuziehen. Es beunruhigte ihn, dass er es immer wieder probiert hatte, pausenlos, ohne etwas zu trinken oder zu essen. Die Störungen verschlimmerten sich. Wenn Niek aß, sank sein Kopf immer mehr nach links, bis er mit der Stirn im Essen lag. Mit dem rechten Arm konnte er die Gabel nicht mehr zum Mund führen; am Ende des Monats musste ich ihn füttern. Eines Abends, meine Kollegen hatten mich früher nach Hause geschickt, reifte in mir der Gedanke, dass Niek jetzt in ein Krankenhaus aufgenommen werden muss. Es ging nicht mehr, und der Hausarzt war derselben Meinung.

Am späten Abend beging ich einen Verrat an Niek. „In welcher Beziehung stehen Sie zu dem Patienten?", hatte der Krankenpfleger gefragt. „Er ist ein Freund", antwortete ich, weil ich nie recht wusste, wie ich meine Beziehung zu Niek Fremden gegenüber bezeichnen sollte. „Du bist nicht ein Freund, du bist mein Freund", hielt Niek heftig dagegen. Und er hatte Recht. Niek war zwar nicht mehr derselbe Mann, mit dem ich eine Beziehung gehabt hatte, und ich hatte in Berlin und in Amsterdam eine Reihe von Affären gehabt, aber Niek war doch der Mann, zu dem ich die stärkste Verbindung hatte.

Zwei Tage darauf kamen alle Verwandten im Krankenhaus zusammen. Die Ärzte wollten uns sprechen, und weil sie sich Zeit ließen, wusste ich, dass sie schlechte Nachrichten brachten. Der Tumor war wieder da, sechs auf neun Zentimeter groß. Eine Operation war möglich, aber riskant, und sie würde den Tod nur aufschieben. Nicht zu operieren hieße, dass er nicht mehr lange zu leben hätte, möglicherweise nur noch einige Wochen. Während unseres Gesprächs war Niek bewusstlos; obwohl wir alles um sein Bett herum besprachen, konnte er nichts davon hören.

Sein Bruder, seine Schwägerin und ich beschlossen, auf eine Operation zu verzichten, weil Niek nach der ersten Gehirnoperation gesagt hatte, nie eine zweite zu wollen. Nach zwei Tagen kam er wieder nach Hause, wo im Wohnzimmer ein Pflegebett aufgestellt worden war. Die Flüssigkeit um den Tumor wurde mit Medikamenten bekämpft, dadurch kam Niek wieder einigermaßen zu Bewusstsein. So konnte ich ihm erzählen, wie es um ihn stand. Am ersten Tag erzählte ich ihm, dass er sterben werde. Am zweiten Tag fragte er, wie lange er noch habe; ich sagte, dass es „nicht mehr so lange“ sei. Am dritten Tag fragte Niek weiter: „Was hat der Neurologe genau gesagt?“ Ich antwortete: „Ein paar Wochen“. Darauf sagte mir Niek, er habe schon eine Weile geahnt, dass der Tumor wieder zurück sei. Denn in unserem Urlaub, im Frühjahr auf dem Land im Osten der Niederlande, hätten ihn die Vögel so komisch angesehen.

Zwei Mal waren wir noch am Strand, wo sich Niek als „Schollenkopf“, als Abkömmling von Scheveninger Fischern, wohl fühlte. Nieks Bruder und zwei Freunde begleiteten uns, um zu helfen, den Rollstuhl durch den Sand zu bugsieren.

Er lebte noch vier Monate. Freunde und Verwandte übernahmen einen großen Teil der Pflege. Das verworrene Zeug, das Niek von sich gab, als der Tumor wuchs, verhinderte nicht, dass wir viel voneinander verstehen konnten. „Da ist er ja, der Wichtigtuer“, rief er fröhlich, als ich einmal hereinkam und er, dank einer höheren Medikamentendosis, gerade ein kurzes Hoch erlebte. Schließlich zog sich Niek eine Erkältung zu und verlor das Bewusstsein. Jeder, der an sein Sterbebett kam, erschrak über den Anblick des sterbenden Niek. Und trotzdem wurde es um ihn herum gesellig, wie es immer bei Niek gewesen war. Er starb am 28. November 2005 in einem Haus voller Freunde.

Die zehn Jahre, die Niek mit der massiven Hirnschädigung noch gelebt hat, waren schwer, aber sicherlich genauso wertvoll wie die Jahre davor. Die Bemerkung, Niek „wäre besser tot gewesen“, ist mir deshalb nicht mehr aus dem Kopf gegangen. Konnte das Urteil eines Freundes, Niek hätte besser gleich sterben sollen, von der Gesetzgebung zur aktiven Sterbehilfe herrühren? Wenn man es wagt, über seinen eigenen Tod und über die Frage zu sprechen, ob dieser in manchen Fällen nicht dem Leben vorzuziehen wäre, kann das auch mit sich bringen, dass man über andere das gleiche Urteil fällt? Schlägt das Urteil über etwas, das man selbst unter keinen Umständen möchte, in eine Meinung darüber um, was andere nicht wollen sollten? Hat das Nachdenken über aktive Sterbehilfe, bei der man autonom über das eigene Lebensende bestimmen darf, unbeabsichtigt auch Einfluss auf unser Denken über das Leben anderer genommen?

XII Schlechte Ratgeber: Erschöpfung und Verzweiflung

Auch ich habe von Zeit zu Zeit über Nieks Leben geurteilt. Manchmal, in Momenten der Verzweiflung, habe ich mir gewünscht, mein behinderter Partner wäre tot.

Von Zeit zu Zeit mochte ich überhaupt nicht für ihn sorgen. Gerade wenn er mich am meisten brauchte, wollte ich manchmal davonlaufen.

Wie sehr ich ihn auch liebte, von dem Augenblick an, in dem Niek einen Hirnschaden bekam, waren unsere Interessen verschieden, genauso verschieden wie unsere Möglichkeiten: Ich konnte weg, er nicht. Mir schossen die Tränen in die Augen, als ein Kollege sagte: „Du kannst doch nicht dein ganzes Leben für ihn aufopfern?“ Es war genau die Frage, die ich mir zu diesem Zeitpunkt stellte.

Oft fantasierte ich in dieser Zeit darüber, zu fliehen. Manchmal waren es Fantasien über den Tod – seinen Tod oder den von uns beiden. Auch Niek sprach in dieser ersten Zeit seiner Behinderung manchmal vom Tod als Ausweg.

Weil Erinnerungen unzuverlässig sind, zitiere ich hier aus meinem Tagebuch, das ich von 1996 an einige Jahre lang geführt habe.

Am 30. Januar 1996 ist Niek seit vier Tagen behindert, und er begreift allmählich, dass sein linker Arm und sein linkes Bein gelähmt sind. Er will aus dem Krankenhaus flüchten und kämpft sich aus dem Bett. Dass trotz all seiner Anstrengungen sein halber Körper reglos liegenbleibt, will Niek nicht sehen. Ich schreibe: „Niek ist den ganzen Tag aufsässig und wirft [einem guten Freund] und mir vor, ihm nicht aus dem Bett zu helfen. ‚Hilf mir gefälligst, du Feigling, du traust dich wohl nicht.'" Doch während es Niek vor allem beschäftigt, dass sein linker Arm und sein linkes Bein von nun an gelähmt sind, besteht meine größte Angst darin, dass sich sein Charakter verändert haben könnte. „Ein Arm, ein Bein, das macht alles nichts aus, wenn Niek nur Niek bleibt. (...) Am Sonntag schoss es mir durch den Kopf: Wenn er nur noch dahinvegetiert, nehmen wir zusammen eine Überdosis. Aber das mache ich natürlich nicht."

Ende Februar 1996 wird Niek, nach einem Monat im Krankenhaus, ins Reha-Zentrum in Katwijk aan Zee verlegt. An diesem Tag schreibe ich in mein Tagebuch: „Den ganzen Tag gegen die Tränen angekämpft (...). Niek durchlebte wahrscheinlich dieselben Gefühle, behielt es aber für sich. Er sprach nur von Schmerz, Hunger, Durst, Pinkeln. Ich überlegte – einen Moment lang sehr egoistisch –, dass Nieks Tod für mich leichter zu akzeptieren gewesen wäre als das hier."

März 1996: „Meine Ratlosigkeit erkenne ich daran, dass in mir wieder der Wunsch hochkommt, als letzten Ausweg gemeinsam mit Niek Selbstmord zu begehen. Aber das geht nicht, das ist nicht nötig, und das darf ich nicht tun, das darf ich meiner Schwester und meinem Bruder nicht antun."

Über das Pfingstwochenende darf Niek nach Hause kommen. Es dauert Stunden, bis ich ihn im Wohnzimmer auf den Toilettenstuhl gesetzt, ihn gewaschen und angezogen und ihm beim Frühstück geholfen habe. Verzweifelt sagt er: „Wäre ich bloß bei der Operation gestorben". „Das konnte ich ihm ausreden, und zu Recht, aber manchmal denke ich, dass es für einen Partner leichter ist, mit dem plötzlichen Tod zu leben als mit der plötzlichen Abhängigkeit seines Freundes."

Niek kommt jetzt häufiger an den Wochenenden nach Hause; am Sonntagabend bringe ich ihn zurück ins Reha-Zentrum in Katwijk. Anfang Juni 1996: „Niek erzählte dieses Wochenende, dass in ihm ein Geist sei, der ihn zwinge, ständig über Möglichkeiten nachzudenken, wie er Schluss machen könnte, und der bei jeder Therapie zu ihm sage: ‚Das kannst du doch nicht'. (…) Niek empfindet sich selbst als Last. Er fragte, ob ich denn froh sei, wenn ich ihn wieder nach Katwijk zurückbringen kann. Ich wagte nicht, ja zu sagen, auch weil es, und das habe ich ihm doch gesagt, einen Unterschied macht, ob man jemandem zur Last fällt, weil man bei alltäglichen Verrichtungen Hilfe braucht, oder weil man ein unausstehlicher Mensch ist."

Juli 1996: „Niek hat wieder davon geträumt, in die Gracht zu fahren und Schluss zu machen: ‚Aber das konnte ich dir nicht antun.' Nein, ich darf nicht daran denken, obwohl auch ich manchmal den/seinen/unseren Tod als einzigen Ausweg sehe."

Im Sommer 1996 lernt Niek in der Reha, ohne Hilfe aus seinem Rollstuhl ins Bett oder auf die Toilette zu kommen; aber diese Fortschritte sind mühsam. Ich schreibe in mein Tagebuch: „Er ist misstrauisch und wirft mir vor, den Therapeuten in Katwijk signalisiert zu haben, was zu Hause alles noch nicht geht. Ein paar Mal schafft es Niek, sich alleine umzusetzen. Aber heute früh stellte er den Rollstuhl total falsch hin. Als ich eingriff, bevor Niek umkippte, wurde er wütend auf mich. Wir sind in einem Alptraum gelandet, in dem mir manchmal – immer öfter – der Tod als einziger Ausweg erscheint."

Anfang August 1996 hellt sich die Stimmung ein wenig auf: „Es kommt mir manchmal so vor, als ob Niek aus einem Sarg heraus durch einen Spalt nach draußen späht. Er sieht seine Schule [die Schule, wo er als Lehrer gearbeitet hat, GvL], er sieht die Treppe, die nach oben führt, er weiß, welche Popkonzerte stattfinden, aber er kann nicht mehr hin. Und seit inzwischen sechs Monaten versucht er mit aller Macht, den Sargdeckel ein bisschen weiter zu öffnen. Denn es war schon ein Sarg, in dem Niek gelandet war, aber es hat sich herausgestellt, dass dieser Sarg noch nicht seiner war. Niek lebt, und er scheint herauszukommen, vor allem jetzt, nachdem er wieder laufen lernt."

Als Niek wieder nach Hause kommt, sind wir beide froh. Aber der Alltag mit den vielen Behinderungen erweist sich als eine Aufgabe, die fast nicht zu bewältigen ist. Nach zwei Jahren beginne ich nach einer Möglichkeit zu suchen, Niek irgendwo anders unterzubringen. Das ist nicht einfach und kann Jahre dauern. Ab und zu denke ich an Flucht, um damit für Niek einen Platz in einer Einrichtung zu erzwingen.

September 1998: „Gerade eben geriet ich in Panik. (...) Ich überlegte, allen Freunden einen Brief zu schreiben: ‚Liebe Freunde, vor die Wahl gestellt, ob ich mich aufhänge oder davonlaufe, habe ich mich für Letzteres entschieden. Ich sage nicht, wohin ich gehe, und komme nie wieder zurück. Sorgt ihr gut für Niek?‘ Als ob meine Gedanken mit mir durchgegangen wären." Doch die Panik legt sich rasch wieder: „Jetzt, wo ich kurz allein bin, werde ich ein bisschen ruhiger. Ich werde, irgendwie, gut für Niek sorgen, ihm klarmachen, dass es gut ist, dass er lebt."

Inzwischen lebt Niek vor allem auf, wenn er von seinem Leben vor der Behinderung erzählen kann. „Letzten Sonntagmorgen war Niek bekümmert, er hatte wieder schlecht geschlafen und war unruhig. (...) Ich setzte mich auf den Bettrand, legte seinen Kopf in meinen Schoß und streichelte durch sein Haar. Er sah mich an, so traurig und zugleich so froh, dass ich das tat, er ließ es einfach mit sich geschehen und sich auf diese Weise trösten. In letzter Zeit sei er nostalgisch, sagt er. Das finde ich auch. Seine Augen leuchten fast nur noch, wenn er von früher erzählt. (…) Komisch, ich selbst lebe ganz im Gegenteil dazu völlig in der Zukunft, ich kann den Beginn meiner zweiten Lebenshälfte, wenn ich wieder ungebunden sein werde, kaum erwarten."

Hauspflege und freiwillige Betreuer

Der Verfall eines Menschen, den man liebt, konfrontiert einen mit seinen eigenen Grenzen, denn man kann ihn nicht aufhalten oder gar rückgängig machen. Weil Schädigungen des Gehirns den Charakter eines Menschen verändern, müsste man um den trauern, den es nicht mehr gibt; aber weil er doch noch da ist und deine Fürsorge braucht, geht das nicht, und außerdem hast du gar keine Zeit dazu. Es kann schon passieren, dass man in einem bedrückten oder trotzigen Augenblick an den Tod als Ausweg denkt – an den eigenen oder an den des anderen.

Ich glaube aber, dass es über eine solche Anwandlung nicht hinausgehen darf. Als ich sah, dass sich Niek gravierend verändert hatte, so gravierend, dass ich ein paar Mal bei mir dachte, er wäre besser tot, erschrak ich über mich selbst. Welches Recht hatte ich, so über ihn zu denken?

Fantasien über den Tod des Menschen, den man betreut, bieten eine gute Gelegenheit, die Liebe zu ihm ein bisschen zu mäßigen, um Distanz zu dem Leid zu gewinnen, das er durchmachen muss. Dem Betroffenen ist nicht gedient, wenn die Menschen, die ihn lieben, jetzt, ausgerechnet jetzt, wo er sie braucht, anfangen, am Sinn seines Lebens zu zweifeln. In diesem Fall sollte man besser die Betreuung aus der Hand geben, seine Liebe im Führen der Buchhaltung ausleben oder notfalls die Schränke aufräumen.

An den Tod als Ausweg habe ich nie mehr gedacht, seitdem Niek im Jahr 2000 in eine betreute Wohnung mit

Anbindung an ein Pflegeheim und mit großer Unterstützung durch die Hauspflege gezogen war. Ich war für ihn da, wenn wir telefonierten (jeden Tag mehrmals), wenn ich ihn besuchte (jeden Monat für ein langes Wochenende) und wenn ich einen Urlaub für ihn organisierte (jedes Jahr zwei Wochen), aber die restliche Zeit lebte ich mein eigenes Leben in Berlin. Nach einiger Zeit merkte Niek, dass ich immer wiederkam und ihn nicht fallen ließ. Zumindest nicht völlig.

So, wie ich zu zweifeln begann, ob meine Beziehung zu Niek zu der Zeit, als seine Behinderung einsetzte, in Ordnung gewesen war, entwickeln Eltern von schwer kranken oder behinderten Babys manchmal eine Fluchtneigung. Der Kinderarzt van Bruggen sagt darüber: „Das Kind, das man erwartet hat, ist offenbar nicht gekommen. Deine Träume sind nicht wahr geworden. Aber dann ist da dieses andere Kind, das du nicht erwartet hast. (…) Dieses Kind erhebt Anspruch auf seine Eltern: Ich gehöre zu euch. Dem folgt eine Periode starker Ambivalenz in der Eltern-Kind-Beziehung. Sehr viele Eltern zeigen dann eine Fluchtreaktion. Sie möchten, dass ihr Kind tot ist. Nur wenige wagen es, sich diese Wünsche wirklich einzugestehen oder sie auszusprechen" (zitiert nach Boer et al. 2005, S. 45).

Die Sorge für einen schwer kranken oder behinderten Menschen kann eine große Last sein, und der Tod kann als Ausweg erscheinen. Aber hilft es den freiwilligen Betreuern, wenn der Tod der Person, für die sie sorgen, zu einer echten Option wird? Hilft es einem, wenn die Person, für die man sorgt, stirbt, z. B. nachdem man dafür plädiert hat, die medizinische Versorgung einzustellen? Und bist wirklich du, als derjenige, der für einen anderen sorgt, die richtige Person, um solche Entscheidungen zu treffen?

Betreuende Personen sind keine selbstlosen Heiligen, ich

war jedenfalls keiner. Betreuende Menschen sind nicht identisch mit denjenigen, für die sie sorgen. Aus Solidarität für einen anderen zu sorgen, bedeutet nicht, sich in der gleichen Situation zu befinden wie dieser andere. Im Gegenteil, gerade weil freiwillige Betreuer für jemanden sorgen, haben sie andere Interessen als derjenige, der von ihnen betreut wird.

Bei allen Diskussionen über Entscheidungen im Umgang mit dem Lebensende von Menschen, die selbst nicht entscheidungsfähig sind, wird leichtherzig über den Unterschied zwischen Betreuern und Betreuten hinweggegangen. Sehr schnell wird gesagt, dass die Angehörigen und der Partner für den Patienten entscheiden dürften. Aber behandeln, ja oder nein, oder gar eine Lebensbeendigung – das sind Dinge, über die man als freiwilliger Betreuer nur schwer entscheiden kann, ohne seine eigenen und die Interessen des Betreuten zu vermischen. Freiwillige Betreuer sind zu sehr Beteiligte, als dass sie über Leben und Tod des von ihnen Betreuten entscheiden könnten. Daran ändert ihre Liebe zu dem, den sie versorgen, nichts, vor allem, wenn die Betreuung schwer fällt und sie die Verzweiflung übermannt.

Es wäre gut, wenn die Grenzen, innerhalb derer freiwillige Betreuer Entscheidungen treffen dürfen, schärfer gezogen werden. Wenn es um eine leichte medizinische Behandlung geht, z. B. um die Verabreichung von Antibiotika bei einem mehrfach behinderten Kind mit einer Lungenentzündung, dann wäre es vernünftig, den Eltern den Verzicht auf eine Behandlung zu untersagen. Das Leben desjenigen, über den sie entscheiden, muss vor Situationen geschützt werden, in denen die Familie unter der Last der Betreuung zusammenbricht (vgl. Kap. X, S. 155).

Faktisch ist in den vergangenen 40 Jahren in den Niederlanden das Gegenteil passiert: Die vielen Fragen am Anfang und am Ende des Lebens und der tabufreie Umgang mit diesen Fragen haben Grenzen verschwimmen lassen. Das kann zu einem Problem werden, wenn jemand völlig überlastet eine Entscheidung fällen muss.

Selbst wenn die Person mit einer Behinderung oder Krankheit am Leben bleibt, wirken sich die gesellschaftlichen Diskussionen über den Wert behinderten und kranken Lebens und die Freimütigkeit, mit der über Lebensbeendigung und Behandlungsverzicht gesprochen wird, auf die Beziehung dieser Person zu ihrer Umgebung aus. Denn es macht schon einen Unterschied, ob man als freiwilliger Betreuer tagein, tagaus für jemanden in dem Wissen sorgt, dass es keine Alternative gibt, oder ob man es in dem Wissen tut, dass es eine Alternative gibt oder gegeben hätte. Lebensbeendigung oder der Behandlungsverzicht bei schwer behinderten oder schwer kranken Neugeborenen, Kindern und Erwachsenen, aktive Sterbehilfe bei Senioren mit Demenz und die Hilfe zur Selbsttötung bei psychiatrischen Patienten beeinflussen die Beziehungen zwischen Menschen, die trotz schwerer Leiden weiterleben, und deren Betreuern. Wer diese Tatsache leugnet, schafft neue Tabus.

XIII Das Urteil Außenstehender: unbeteiligt, rational, objektiv?

Auch bei Ärzten kann, bewusst oder unbewusst, im Urteil über Patienten die eigene Sichtweise mitschwingen, etwa bei Fragen dazu, was dem Leben Würde gibt und unter welchen Umständen man besser tot wäre.

Mitunter verrät die Art und Weise, in der ein Arzt über das Leben eines schwer kranken oder Schwerbehinderten urteilt, vor allem etwas über die persönliche Lebensanschauung des Arztes.

Ein Beispiel dafür ist ein Leserbrief, den Rob Jonquière 2008 an die Tageszeitung *de Volkskrant* schrieb. Jonquière ist Arzt und war damals Direktor der Sterbehilfeorganisation NVVE, der Niederländischen Vereinigung für ein freiwilliges Lebensende.

In seinem Brief bezieht er sich auf einen Artikel der Kolumnistin Aleid Truijens, die vor dem Plädoyer der NVVE, aktive Sterbehilfe für Demenzkranke leichter zu ermöglichen, gewarnt hatte.

Jonquière antwortete Truijens, dass der Tod durch ärztliches Handeln und gesellschaftlichen Fortschritt hinausgeschoben werde. „Dem mündigen Bürger von heute ist nicht immer mit diesem Aufschub gedient und schon gar nicht, wenn dieser Aufschub einen in seinen Augen unwürdigen Abschied bedeuten würde. Dann kann und darf dieser Mensch in den Niederlanden in vielen Fällen ein würdiges Lebensende verlangen. Darin sehe ich eine Errungenschaft unserer Gesellschaft. Die Fälle, in denen Menschen nicht das von ihnen selbst gewünschte Lebensende gewährt wird, erfordern eine Fortsetzung der Debatte. Wenn sich Truijens für das Risiko entscheidet, eines Tages als Zombie mit einer Kackwindel herumzulaufen, dann ist das ihr gutes Recht. Wie es dann auch ihr gutes Recht ist, die optimale Betreuung zu erhalten, die ihr am Ende den Tod bringt, für den sie sich entschieden hat. Dürfen wir uns vielleicht anders entscheiden?“ (Jonquiere, 2008).

Was als Hohelied auf die Selbstbestimmung beginnt, verkehrt sich in einem einzigen Absatz zum herablassenden Urteil über das vermeintlich unwürdige Leben einer Person, die dement wird und dennoch weiterlebt. Bereits in einem Interview mit dem *NRC Handelsblad* hatte der NVVE-Vorsitzende zwei Wochen vorher über Menschen, die „als Zombies in Kackwindeln dahinsiechen“, gesprochen (Etty, 2008). Seine Ansichten über ein „Lebensende in Würde“ bringen ihn dazu, in harten Worten über andere zu urteilen – und das dann als Plädoyer für mehr Selbstbestimmung zu verkaufen.

Manche Ärzte nehmen sich zurück und versuchen, jede Form der Beeinflussung zu vermeiden, weil sie gemerkt haben, wie groß ihr Einfluss auf einen Patienten sein kann. Die Ärztin Groen-Evers weist darauf hin, dass die Frequenz, mit der um aktive Sterbehilfe gebeten wird, davon abhängt, ob sie selbst das Thema zur Sprache bringt. Früher, sagt Groen-Evers in einem Interview mit Margriet Oostveen im *NRC Handelsblad*, sei sie der Meinung gewesen, das Wort „Euthanasie“ einmal erwähnen zu müssen, wenn sie einen unheilbar kranken, austherapierten Patienten vor sich hatte. „Ich dachte, sonst würden sich die Leute nicht trauen, darüber zu sprechen. In neun von zehn Fällen ersuchten diese Patienten später um aktive Sterbehilfe.“ Seit ihrer Beschäftigung mit Palliativmedizin verwende sie das „E-Wort“ bewusst nicht mehr. „Und was stellt sich heraus? So gut wie keiner fragt danach!“ Woher kommt das?„Patienten lassen sich viel stärker beeinflussen, als ihren Ärzten bewusst ist. Erwähnt man aktive Sterbehilfe, dann bitten sie darum. Erwähnt man palliative Betreuung, entscheiden sie sich dafür“ (Oostveen, 2001). Völlig autonom und selbstbestimmt ist der Mensch offenbar nicht. Er lässt sich von seinem Arzt leicht beeinflussen.

Noch wichtiger ist die Rolle des Arztes, wenn es um die Entscheidung für eine Lebensbeendigung beispielsweise bei Babys geht. Während der einwilligungsfähige Patient um aktive Sterbehilfe ersucht und den Arzt damit vor ein Dilemma stellt, kann der nicht einwilligungsfähige Patient um überhaupt nichts ersuchen. In diesem Fall trage der Arzt eine viel schwerer wiegende Verantwortung, schreibt der Jurist Jo Dorscheidt: „Der Druck, in diesem Konflikt entscheiden zu müssen, entsteht beim Arzt und bringt in ihn Entscheidungsnöte. Die Initiative zur Lebensbeendigung geht faktisch von ihm aus. Wenn der Arzt diesem Druck nachgibt, kann ihm unter Umständen vorgehalten werden, sich selbst in die von ihm geschilderte Notlage gebracht zu haben“ (Dorscheidt, 2006, S. 93).

Kurzum: Bei der Beendigung des Lebens von Personen, die selbst nicht einwilligungsfähig sind, dreht sich alles um den Arzt. Weil sein Patient leidet, sieht sich der Arzt in einem Dilemma gefangen und hält die Lebensbeendigung bei seinem Patienten für die beste Möglichkeit, sein eigenes Dilemma zu lösen. Im Groninger Protokoll über die Lebensbeendigung von Babys wird die Einwilligung der Eltern verpflichtend vorgeschrieben, die Initiative ergreift aber in der Regel der Arzt (Boer, 2007, S. 544).

Die heftigen Diskussionen unter Ärzten über den Sinn oder Unsinn einer Lebensbeendigung bei Babys mit offenem Rücken (siehe Kap. VII, S. 95ff.) zeigen, wie grundverschieden die Ansichten der Mediziner mitunter sind. Dass in dem einen niederländischen Krankenhaus das Leben von Spina-bifida-Babys manchmal beendet wird, während das in einem anderen Krankenhaus niemals vorkommt, ist eine Folge der unterschiedlichen Auffassungen der Ärzte.

Der Ethiker Hans Reinders, dessen Thema die Betreuung von Menschen mit geistigen Behinderungen ist, warnt vor der im Pflegesektor anzutreffenden Neigung, bei abhängigen Menschen, selbst wenn sie schwere geistige Behinderungen haben, Fortschritte herbeiführen zu wollen (Reinders, 1996). Jeder müsse etwas werden. Auf den Pflegesektor bezogen, bedeute diese Art des Denkens, dass der Behinderte durch die Behandlung Fortschritte machen, sich entwickeln müsse. Gelinge dies offensichtlich nicht, sehe sich das medizinische Personal mit seinen Grenzen konfrontiert, und das sei nicht angenehm. Reinders zitiert den Schweizer Orthopädagogen Emil Kobi, der beschreibt, was für Ärzte ihre Arbeit sinnvoll macht: „Wo es nichts mehr zu untersuchen und zu tun gibt, werden die untersuchenden Ärzte und das Pflegepersonal mit der möglichen Sinnlosigkeit ihres eigenen Handelns konfrontiert. Und das darf nicht sein!“ Der Behinderte darf nicht einfach nur da sein, nur leben, er muss sich entwickeln, Fortschritte machen. „Was sich nicht entwickelt, ist nichts“, fasst Emil Kobi diese Überlegungen zusammen.

Es sei wichtig, wie ein Arzt sein eigenes Leben sieht, sagt Reinders. Die Lebensanschauung des Arztes wirke sich darauf aus, wie er den Wert von abhängigem, behindertem Leben beurteile. Wer die eigene Entwicklung und Unabhängigkeit als Maßstab setze, werde Probleme mit einer Person haben, die von anderen abhängig ist und keinerlei Fortschritte macht. „Aus der Perspektive von Menschen, die ihr eigenes Leben als Projekt begreifen, dessen Schöpfer sie selbst sind (...), kann schwer behindertes Leben kaum anders als völlig sinnlos erscheinen. Als ein Zustand, der ihnen mit dem Tod vergleichbar zu sein scheint, obwohl es doch etwas völlig anderes ist" (ebd., S. 43).

Wer sich dagegen auch in seinem eigenen Leben nicht ausschließlich als eigenverantwortlich, sondern als von anderen abhängig betrachtet, dem wird es leichter fallen, mit jemandem umzugehen, der durch Behinderungen oder Krankheit in noch viel stärkerem Maße von anderen abhängig ist.

Es hört sich schön an, wenn einem Arzt Entwicklung als Lebensziel gilt. Sich zu entwickeln ist ja ein wunderbares, humanistisches Ideal. Aber es kann auch zu einer Überheblichkeit führen, die Menschen mit geringeren oder völlig fehlenden Möglichkeiten der Selbstverwirklichung ausgrenzt.

Das Urteil einer Ethikerin

Wie die eigene Lebensanschauung das Urteil über andere beeinflussen kann, lässt sich auch an Heleen Dupuis beobachten. 1976 promovierte Dupuis in Theologie über ein medizinethisches Thema und ist seither in dieser Fachdisziplin aktiv. Sie war Mitglied in zahllosen Kommissionen. Außerdem war sie in den entscheidenden Jahren 1981 bis 1985, den Jahren des Durchbruchs für die aktive Sterbehilfe in den Niederlanden, die Vorsitzende der NVVE.

Seit 1999 ist sie für die rechts-liberale VVD Mitglied der niederländischen Ersten Kammer.

Im Lauf ihrer Karriere hat Dupuis viele Fälle schwer kranker oder behinderter Menschen beschrieben. Aber so sehr sie auch betont, dass jeder Fall seinem eigenen Charakter entsprechend beurteilt werden müsse, ihre Lösung ist doch vielfach ein und dieselbe: sterben lassen oder notfalls den Tod herbeiführen. Sie vertritt konsequent den Standpunkt: Wenn die Freude, die ein Leben für die betreffende Person oder für deren Umgebung bringt, zu gering wird und das Leid zu groß, dann sollte diese Person besser tot sein.

Dieser Standpunkt basiert auf Dupuis' Vorstellung davon, was menschlichem Leben seinen Wert verleiht. 1994 schrieb sie beispielsweise: „Das Leben einer Person leitet seinen Wert vor allem von der Tatsache her, dass der individuelle Träger dieses Lebens sich dieses Werts bewusst ist. Das Verbot, (in einem medizinischen Kontext) zu töten oder jemanden sterben zu lassen, gilt daher in erster Linie für das Leben, das von der Person selbst hoch geschätzt wird" (Dupuis, 1994b, S. 144-145). Eigentlich sagt Dupuis nichts anderes, als dass in erster Linie sich selbst bewusstes Leben zu schützen sei. In anderen Fällen greife das Verbot, die Person aufgrund einer ärztlichen Entscheidung zu töten oder sterben zu lassen, in geringerem Maß.

Dupuis ruft die Ärzte dazu auf, selbst zu denken und sich nicht hinter Regeln über die Unantastbarkeit des menschlichen Lebens zu verstecken. Das Urteil des Arztes über den Wert des Lebens seines Patienten hält Dupuis unter Umständen für wichtiger als das, was der Patient selbst möchte. Wenn ein Mensch beispielsweise eine Patientenverfügung verfasst, in der ausdrücklich festgelegt ist, dass er behandelt werden möchte, falls er in ein bleibendes Koma fallen sollte, könnte der Arzt, wenn es nach Heleen Dupuis ginge, diese Patientenverfügung unbeachtet lassen. „Mitunter könnte der Fall eintreten, dass das Sterbenlassen eines Komapatienten der adäquateste Ausdruck von Achtung vor seiner Person und deren Würde darstellt" (ebd., S. 146-147).

Die Einstellung des Arztes zum Wert des Lebens wird damit wichtiger als die Selbstbestimmung des Patienten. Ärzte müssten es wagen nachzudenken, Ärzte müssten es wagen, eine Entscheidung zu treffen, Ärzte müssten es wagen, sich unter dem Druck der Umstände dafür zu entscheiden, ihre Patienten sterben zu lassen oder ihren Tod herbeizuführen. Dupuis geht es dabei angeblich um das Beste für die nicht einwilligungsfähigen Behinderten oder Kranken. Doch für jemanden, der vorgibt, sich danach zu richten, was im Interesse des kranken oder behinderten Patienten liegt, schenkt sie kranken oder behinderten Menschen auffallend wenig Beachtung. Wer ihre Worte analysiert, erkennt, dass sie sich an gesunde Menschen im Allgemeinen und an gesunde Ärzte im Besonderen wendet.

So schreibt Dupuis über ein Pflegeheim: „Ein Raum voller wesenloser alter Menschen, ohne Freude am Leben, fast ohne Bewusstsein, Schatten ihres früheren Selbst: Es ist keine reizvolle Aussicht, dort seine letzten Tage zu verbringen" (Dupuis, 1998, S. 161). Wir stellen uns vor, was Dupuis beschreibt, und sehen diese alten Menschen vor uns. Dabei geht es gar nicht um sie, für die das Leben im Pflegeheim Realität ist. Sie kommen in Dupuis' Plädoyer nur als Objekte vor, denn Dupuis nennt das Pflegeheim „keine reizvolle Aussicht", d. h. sie wendet sich an die Menschen, die noch nicht in einem solchen Pflegeheim wohnen. Im Mittelpunkt stehen also die gesunden Menschen und ihre Meinung über die alten, kranken und behinderten Menschen, die sie vor sich sehen.

Das geht auch aus einem Vortrag hervor, den Dupuis 1992 für die feministische Zeitschrift *Opzij* hielt. Der Titel ihrer Rede lautete: „Die Heiligkeit des Lebens. Die Wut der Heleen Dupuis" (Dupuis, 1992, S. 46-51). Darin skizziert die Ethikerin verschiedene Beispiele eines Lebens mit Behinderung, das allein von Gnaden der Medizin existiere.

Denn heute würden Babys mit schweren Leiden gerettet, die früher gestorben wären. „[M]an bleibt am Leben, manchmal bis man alt und vollkommen hinfällig ist; ein aussichtsloses Leben, in einem Pflegeheim, mit vielen Krankheiten, manchmal wie eine Pflanze dahinvegetierend, manchmal – womöglich ist das am allerschrecklichsten – geistig bei voll funktionsfähigem Verstand, aber in einem erbärmlich funktionierenden Körper.“ Dabei ist zu beachten, dass sich der in diesem Zitat mit einem „erbärmlich funktionierenden Körper“ und einem „geistig voll funktionsfähigen Verstand“ ausgestattete Mensch zum Sinn oder Unsinn seines Lebens selbst äußern könnte. Doch Dupuis fragt ihn nicht. Dupuis fällt das Urteil, dass dieser Behinderte als Baby besser nicht behandelt worden wäre und hätte sterben sollen.

Der Philosoph Gerard de Vries hat Heleen Dupuis' Argumentation analysiert, als ob es sich um ein Theaterstück handelte (De Vries, 1993). Auf der Bühne steht die Hauptperson des Stücks, und das ist die Ethikerin höchstselbst. Mit den Ärzten unterhält sich die Hauptfigur gern, sie haben in Dupuis' Theaterstück wichtige Rollen mit viel Text. „Die anderen Spieler auf der Bühne zeigen weniger Profil.“ Nahezu außen vor bleiben die Patienten und ihre Familien: „Schließlich figurieren im Text die Eltern eines sehr schwer behinderten Kindes und Patienten, etwa demente Hochbetagte. Im Gegensatz zu den zuvor genannten Ärzten hat jedoch keiner dieser Schauspieler eine Sprechrolle. (…) In diesem Stück sind sie alle nur Statisten.“

Aber das Plädoyer betrifft gerade das Leben dieser Statisten.

Dupuis' Appell zielt darauf, dass der Arzt es wagen solle, von Fall zu Fall über Leben und Tod seiner Patienten zu entscheiden. Er dürfe sich nicht hinter normativen Vorstellungen einer Heiligkeit des Lebens verschanzen, schreibt Dupuis. „Der stärkste Einwand gegen eine ziemlich absolute Anwendung der Prinzipien ‚Ehrfurcht vor dem Leben' und ‚Heiligkeit des Lebens' lautet vermutlich, dass sie den Arzt von der Verpflichtung entbinden, in jeder Situation zu überlegen, welches Handeln hier am besten wäre. Je starrer die Norm, desto weniger muss man nachdenken", argumentiert sie (Dupuis, 1994b, S. 31). Damit fördert Dupuis eine Berufsauffassung, bei der sich die Ärzte die Freiheit nehmen, selbst, aufgrund ihrer eigenen Vorstellungen, ein Urteil über ihre Patienten zu fällen.

Die Gesellschaft

Auch andere Außenstehende maßen sich manchmal ein Urteil über den Wert eines Lebens an. Auch Ihr Urteil ist nicht objektiv und vernünftig, sondern abhängig von einer ganz bestimmten Sicht der Dinge. Die rechts-liberale Politikerin Dupuis bekämpft die Auffassung von der Heiligkeit jedes menschlichen Lebens. Diese Ansicht mag christlichen Ursprungs sein, aber auch für viele Nichtchristen ist ein Menschenleben unantastbar, so wie viele Nichtchristen hinter den Menschenrechten stehen, die diese Unantastbarkeit ebenfalls gewährleisten. Nichtchristen werden vielleicht eher von der „Unantastbarkeit des Lebens" als von der „Heiligkeit des Lebens" sprechen. Aber es handelt sich nicht um einen Streit zwischen Christen und Nichtchristen. Hier handelt es sich um einen Streit zwischen Menschen, die der Auffassung sind, dass alle Menschen gleiche Rechte haben, und Menschen, die meinen, eine Grenze zwischen unantastbaren und anderen Menschen ziehen zu dürfen.

Letzteres wurde schon des Öfteren versucht. So schrieb der niederländische Jurist Hugo de Groot (auch bekannt als

Hugo Grotius) im 17. Jahrhundert: „Als geborene Menschen betrachtet man nur diejenigen, deren Körper fähig ist, eine vernünftige Seele zu behausen. Andere missgestaltet Geborene hält man nicht für Menschen, sondern es besteht vielmehr in unserem Land [der niederländischen Republik mit den sieben vereinigten Provinzen, GvL] die Gewohnheit, dieselben sofort zu ersticken."

De Groot unterscheidet also zwischen „Menschen" und „missgestaltet Geborenen", die zu ersticken sind.

Solche Begriffspaare, die eine Grenze zwischen unantastbarem und antastbarem Leben ziehen, werden noch bis in unsere Zeit gebildet. In den Siebzigerjahren des vergangenen Jahrhunderts, als die Niederlande in der Debatte über aktive Sterbehilfe eine Vorreiterrolle übernahmen, führte der Theologe P. J. Roscam Abbing eine Unterscheidung zwischen „menschlichem Leben" und „körperlichem Leben" ein. Letzteres dürfe unter gewissen Bedingungen beendet werden (Roscam Abbing, 1972). In denselben Siebzigerjahren schlug das Klinische Ethik-Komitee (KEK) des Gesundheitsrats vor, zwischen „biosomatischem Leben" und „menschlichem Leben" zu unterscheiden. Wenn biosomatisches Leben nicht zugleich menschliches Leben sei, sei keine medizinische Behandlung erforderlich. Biosomatisches Leben sei Leben, das von „intermenschlichem Kontakt und der Kommunikation mit der Welt definitiv ausgeschlossen ist" (zitiert in: J. Stolk, 1988, S. 13).

Auch außerhalb der Niederlande suchte man nach einer Abgrenzung. Die bekanntesten Befürworter einer Unterscheidung zwischen unantastbarem und antastbarem Leben sind vermutlich Peter Singer und Helga Kuhse. Die beiden Australier, auf die sich auch Heleen Dupuis in ihren Büchern bezieht, halten es für unberechtigt, das Leben eines Menschen einzig und allein deshalb unantastbar zu nennen, weil er zur Gattung Mensch gehört. Das schwerstbehinderte Baby habe weniger Bewusstsein als ein Schwein, eine Kuh oder ein Huhn. Die Lehre von der Heiligkeit des Lebens habe den Menschen noch nie davon abgehalten, Schweine, Kühe oder Hühner zu töten. Folglich dürfe der Mensch auch schwer behinderte Babys töten, lautet Singers und Kuhses Schlussfolgerung. Wer damit nicht einverstanden sei, diskriminiere die Tiere, die mehr Bewusstsein hätten als schwer behinderte Babys.

Michael Tooley unterscheidet zwischen „Mensch" und „Person". „Ein Lebewesen ist nur dann eine Person, wenn es ein beständiges Subjekt von Erfahrungen und sonstigen Geisteshaltungen ist, das sich eine Zukunft für sich vorstellen kann und fähig ist, Wünsche hinsichtlich seiner Zukunft zu haben" („Something is a person if and only if it is a continuing subject of experiences and other mental states that can envisage a future for itself and that can have desires about its own future states"; Tooley, 1983, S. 91).

Diese Definition von „Person" bringt es mit sich, dass alle neugeborenen Kinder bis zu drei Monaten nicht darunter fallen; sie sind zwar „Menschen", aber noch keine „Personen", und daher ist ihr Leben Tooley zufolge noch nicht schützenswert (vgl. hierzu Singer, 2002).

H. Tristam Engelhardts Unterscheidung ist noch differenzierter. Er unterscheidet zwischen „moralischen Personen", die einwilligungsfähig sind, und „sozialen Personen", die zwar nicht einwilligungsfähig sind, aber dennoch von ihrer Umgebung geliebt werden; außerdem gebe es rechtlose Menschen. Diese letzte Gruppe bestehe aus Menschen, die einwilligungsunfähig sind und die keiner liebt (zitiert in Trappenburg, 1993, S. 186).

Das Ideal und der Tod

Bei allen diesen Argumentationen geht es letztlich um die Vorstellung, die wir uns vom „Menschen" machen. Je mehr es unserem Idealbild entspricht, dass der Mensch sein Leben selbstbewusst in die Hand nimmt, desto höher ist das Risiko, dass dabei Menschen über Bord gehen, die dem nicht entsprechen können. Gerade hohe, hehre Ideale über das Menschsein können eine Bedrohung für Menschen darstellen, die nicht an diese Ideale heranreichen können.

„Eine (intellektuelle) Elite definiert das Person-Sein von Menschen in Übereinstimmung mit ihren eigenen utilitären, hedonistischen Prinzipien und verbindet dann damit Rechte, einen Status und eine Schutzwürdigkeit, die anderen vorenthalten werden. So ist das Glück des einen das Todesurteil des anderen", schreibt J. Stolk in einem Buch über geistig Behinderte (Stolk, 1988, S. 35).

Sind die Niederlande insgesamt ein schreckliches Land für schwer Kranke und Behinderte? Diese Behauptung ist kaum zu belegen. Die staatliche Förderung der Behindertenbetreuung fällt großzügiger aus als in vielen anderen reichen Ländern.

Im Pflegesektor scheint aber das Ziel zu bestehen, den Menschen eine möglichst umfassende Teilhabe an der Gesellschaft zu ermöglichen. Die Vorstellung von einem guten Leben schließt die Vorstellung von Selbstständigkeit ein. Viele, die krank oder behindert sind, können diesem Idealbild sehr wohl entsprechen, vor allem, seit in den Niederlanden soziale Angebote entstanden sind, die kranken Menschen die notwendige Unterstützung bieten können, etwa, damit sie möglichst lange in ihrer eigenen Wohnung leben können.

Doch wer sich trotz aller Fürsorge, trotz aller guten Absichten nicht als imstande erweist, bis zum erstrebten Niveau eines selbstbestimmten, kommunizierenden, sich entwickelnden Individuums aufzusteigen, wer abhängig bleibt, nichts kann, nichts wird und nicht angenehm kommuniziert, kann aus der Gemeinschaft der Menschen ausgestoßen werden. Wenn jemand auf dem geistigen Niveau eines einjährigen Kindes bleibt, dann reanimieren wir nicht, dann verzichten wir auf Antibiotika, auch wenn sie nötig und nützlich wären, weil wir argumentieren, dass der Tod die beste Lösung für diese Person sei.

Darin besteht das Paradoxon der guten Betreuung in den Niederlanden: Wir hegen derart hehre Ideale in Bezug auf das Menschsein, dass wir enttäuscht werden, wenn jemand trotz unserer Fürsorge nicht diesen Idealen entspricht. So können ein idealistisches Menschenbild, eine gute Betreuung und eine menschenbedrohende Praxis Hand in Hand gehen.

Das letzte Wort in diesem Kapitel soll eine Person mit einer Behinderung haben. Darum möchte ich kurz eine Geschichte wiedergeben, die mir die von einer vererbten Muskelkrankheit betroffene Rollstuhlfahrerin Clare Wesselius erzählt hat.[14]

„Dann fragte diese Frau, ob ich noch Lebensqualität hätte."

Auf einem Elternabend in der Schule ihrer Tochter kam einmal eine Frau auf Clare Wesselius zu. „Ich höre von Ihrem Mann, dass Sie nachts beatmet werden müssen. Haben Sie denn noch Lebensqualität?"

Clare Wesselius erzählt, wie fassungslos sie über diese Bemerkung einer ihr völlig unbekannten Frau war. „Ich war völlig am Boden zerstört. Ich bin in die Defensive gegangen, habe gesagt: ‚Ich kann das noch, ich finde das noch schön.' Danach war ich den ganzen Abend lang fürchterlich wütend auf mich, weil ich mich verteidigt hatte und unfähig gewesen

14 Clare Wesselius ist am 2. September 2011 tödlich verunglückt.

war, ihr Kontra zu geben.“ Die Frage nach ihrer Lebensqualität empfand sie als bedrohlich.

„Manche Leute sehen nur meinen Rollstuhl. Das kann man nicht ändern. Wenn man gesund ist, kann man sich nicht vorstellen, dass ein Leben, wie ich es führe, auch schön und sinnvoll sein kann. Ich erlebe mich selbst völlig anders, als andere mich sehen. Ich erlebe mich als jemanden, der einfach alles Mögliche tut, alles Mögliche organisiert. Ich will, dass die Leute mich so akzeptieren, wie ich bin. Ich habe zwar eine Krankheit, aber ich bin nicht meine Krankheit.“

XIV Mein Plädoyer: Zurückhaltung und Gelassenheit

Dass ein Freund über einen Menschen, den ich sehr liebte, gesagt hat, „er wäre besser gestorben", hat mich erschreckt. Ich beschloss, die Argumente zu analysieren, die zu einem solchen Urteil führen können. Die Dilemmata, in denen Menschen ein solches Urteil fällen, sind keineswegs fiktiv und abstrakt, sondern real und konkret. In diese Konflikte hat sich jedoch eine Unklarheit über die Grenzen des Erlaubten eingeschlichen.

Was ist passiert?

Die Offenheit, mit der in den Niederlanden seit etwa 1970 über den Wert des Lebens gesprochen wird, führte anfangs zu dem Plädoyer, Menschen mit sehr ernsten Krankheiten zu ihrem eigenen Besten sterben zu lassen bzw. ihr Leben zu ihrem eigenen Besten zu beenden, was nicht immer gleichbedeutend mit einem Tod auf eigenes Verlangen ist. In den Achtzigerjahren nahm die Debatte eine liberale Wendung: Nun wurde Selbstbestimmung angestrebt. Die Diskussion bezog sich folgerichtig ausschließlich auf Personen, die im Vollbesitz ihrer geistigen Kräfte über ihr eigenes Leben bzw. ihren Tod entscheiden können. Diese Einschränkung verhalf der aktiven Sterbehilfe und der Beihilfe zum Suizid in den Niederlanden zum Durchbruch. Seither dürfen schwer leidende Menschen um aktive Sterbehilfe oder Beihilfe zur Selbsttötung bitten.

Aber es hat sich auch eine Verwirrung ergeben: Die niederländische Rechtsprechung und schließlich das Gesetz zur Regelung der aktiven Sterbehilfe und der Beihilfe zum Suizid von 2001 gründeten in geringerem Maße als landläufig angenommen auf Selbstbestimmung. Der ausdrückliche Wunsch des Betroffenen ist zwar eine Grundbedingung für eine aktive Lebensbeendigung, nicht aber deren Rechtfertigung. Nach der Rechtsprechung wie nach dem Gesetz gibt es Leiden, das so schlimm ist, dass der Arzt es beenden darf, indem er das Leben des Leidenden beendet.

Weil sich „aussichtsloses und unerträgliches Leiden" nicht auf Personen beschränkt, die noch selbst entscheiden können, wurde bald auch für Sterbehilfe bei nicht einwilligungsfähigen Personen plädiert. In den Neunzigerjahren diskutierten Mediziner diesbezüglich u. a. über Babys und Demenzkranke. Die Arztberichte dokumentieren die Meinungsverschiedenheiten unter den Medizinern; dennoch hatten sie sehr einseitige Auswirkungen auf die Rechtsprechung.

„Aussichtsloses und unerträgliches Leiden" erweist sich als ein recht vager Begriff. Wer annimmt, dass darunter allein Schmerzen zu verstehen sind, der irrt. Manche Ärzte sind der Auffassung, dass ein Baby bereits dann„ aussichtslos und unerträglich" leidet, wenn es in seinem *künftigen* Leben wegen seiner Behinderungen eingeschränkt sein wird. Andere Ärzte definieren „aussichtsloses und unerträgliches Leiden" bei Babys strenger. Solche Meinungsunterschiede haben manchmal existenzielle Konsequenzen – und es macht in den Niederlanden einen großen Unterschied, in welchem Krankenhaus ein behindertes Kind geboren wird.

Das niederländische Gesetz zur Regelung der aktiven Sterbehilfe und der Beihilfe zur Selbsttötung regelt ausschließlich die Lebensbeendigung auf Verlangen; in der Praxis allerdings kommt es jährlich in 300 bis 1.000 Fällen zu unverlangten Lebensbeendigungen. Diese Praxis wurde nicht vom Parlament, sondern von Ärzten ermöglicht, die Gutachten zur Zulässigkeit solcher Maßnahmen verfassten, an denen sich die Richter in ihren Urteilsbegründungen orientierten. Die Frage, ob eine unverlangte Lebensbeendigung überhaupt mit den Menschenrechten der Betroffenen in Einklang steht, wurde in den Niederlanden niemals geklärt.

Begründet wird sie mit Mitleid – oder für alle, denen „Mitleid" zu altmodisch klingt, Mitgefühl. Mit Selbstbestimmung hat die niederländische Praxis der Lebensbeendigung ohne Verlangen daher auch wenig zu tun.

Was häufiger vorkommt und weniger umstritten ist als die Lebensbeendigung ohne Verlangen, ist der Verzicht auf eine lebensverlängernde Behandlung. Wenn ein Arzt eine Behandlung aufgrund seines Fachwissens für sinnlos hält, wird er darauf verzichten. In der Diskussion über solche Entscheidungen hat sich gezeigt, dass es Grenzfälle gibt. Denn manchmal stellt sich dabei die Frage, ob man tatsächlich deshalb auf eine Behandlung verzichtet, weil sie medizinisch sinnlos wäre, oder doch eher deshalb, weil man das Leben des Patienten für sinnlos hält. Das sind zwei völlig unterschiedliche Perspektiven. Wird beispielsweise allein aufgrund einer schweren Behinderung des Patienten auf eine relativ einfache Behandlung verzichtet, dann ist derjenige, der diese Entscheidung fällt, offenbar der Ansicht, der Patient wäre besser tot.

Wenn jemand über einen anderen urteilt, dass dieser besser tot wäre, sagt das auch etwas über ihn selbst aus. Seine Idealvorstellungen von menschlichem Leben können einen Arzt dazu veranlassen, die Sinnhaftigkeit des Lebens eines Menschen, der aufgrund seiner Krankheit oder seiner Behinderung nicht diesem Idealbild entspricht, in Zweifel zu ziehen.

Wer als Partner oder Angehöriger die Betreuungsvollmacht für einen anderen Menschen erhält, hat andere Interessen als der Betreute. Trotzdem darf man als naher Verwandter für einen Betroffenen entscheiden, wenn dieser nicht einwilligungsfähig ist. Die niederländische Rechtsprechung setzt dieser Entscheidungsmacht kaum Grenzen.

Was sollen wir tun?

Wenn wir für andere entscheiden müssen, wird es im medizinischen Bereich immer Dilemmata, Grauzonen, Entscheidungsnotlagen und höhere Gewalt geben. Die in den vergangenen 40 Jahren unternommenen Versuche, mithilfe medizinethischer Diskussionen eine Lösung zu finden, haben hauptsächlich Verwirrung gestiftet.

Die Offenheit der niederländischen medizinethischen Debatte ist oft gelobt worden. In der Tat kann Offenheit am Anfang einer Lösungsfindung stehen. Aber dann darf nicht alles, was heute „zur Diskussion gestellt werden kann“, morgen erlaubt sein. Wenn die Debatte in den Niederlanden wirklich so offen ist, wie die Niederländer oft behaupten, muss es möglich sein, für Zurückhaltung und ein konservatives Denken und Handeln zu plädieren, sobald es um das Leben eines anderen Menschen geht. Und wir müssen uns ehrlich fragen, warum wir nicht zum Wortlaut des Gesetzes zurückkehren. Was spricht eigentlich dagegen, das niederländische Gesetz von nun an einzuhalten: Lebensbeendigung auf Verlangen ist erlaubt, Lebensbeendigung ohne Verlangen ist nicht erlaubt?

Das würde bedeuten, dass wir, wenn es um das Leben eines anderen geht, größere Zurückhaltung üben als bei Entscheidungen, die unser eigenes Leben betreffen. Es würde uns dazu verpflichten, uns damit abzufinden, dass jemand in einer Situation weiterlebt, in der wir selbst womöglich um aktive Sterbehilfe bitten würden, oder zumindest heute glauben, wir würden es tun. Wir wären gezwungen zu akzeptieren, dass ein Mensch lebt, solange er lebt, auch wenn wir nicht wissen, welchen Sinn dieses Leben noch hat.

Dabei hilft Gelassenheit, eine Haltung, die man auch dazu braucht, wenn man aufgrund des Leidens eines nahestehenden Menschen auf eine emotionale Achterbahn gerät. Gelassenheit bedeutet: Was ich nicht lösen kann, muss ich nicht lösen. Wir müssen nicht immer etwas tun.

Letzten Endes basiert die niederländische Praxis der Lebensbeendigung nicht auf Selbstbestimmung, sondern auf Mitleid. Gegenüber den Befürwortern der Sterbehilfe in anderen Ländern, die sich auf den hohen Wert der Selbstbestimmung berufen, mag daher die Frage erlaubt sein, wie sie das, was in den Niederlanden geschieht und noch geschehen wird, in ihrem Land zu verhindern gedenken.

Sie sollten sich die Frage stellen, welches der beiden Argumente für aktive Sterbehilfe und Beihilfe zur Selbsttötung für sie wichtiger ist: Selbstbestimmung oder Mitleid. Entscheiden sie sich für die Selbstbestimmung, dann stehen sie vor der Frage, wie sie verhindern wollen, dass nach der Legalisierung aktiver Sterbehilfe und der ärztlichen Beihilfe zum Suizid in ihrem Land derselbe Prozess einsetzt wie in den Niederlanden.

Entscheiden sie sich für Mitleid, leisten sie der Bevormundung direkt Vorschub.

ANHANG Die Argumente, die uns so weit gebracht haben

Wie sind wir so weit gekommen, dass unter Umständen das Urteil gefällt wird, ein anderer wäre besser tot, und dann auch entsprechend gehandelt wird? Im Folgenden gebe ich eine Übersicht über die Argumente, die uns so weit gebracht haben, und versuche, darauf zu antworten.

Das Argument der fortschreitenden technischen Entwicklung

„Möchten Sie denn, dass Menschen, die an allen möglichen Schläuchen hängen, am Leben erhalten werden?“

Das ist der Klassiker. Die Argumentation beruht darauf, dass wir uns aufgrund der schnellen Entwicklung der medizinischen Technologie zu Entscheidungen gezwungen sehen, die frühere Generationen nicht treffen mussten. Ärzte können heute viel länger Leben erhalten als früher. Aber wollen wir das auch in jedem Fall? Müssen wir denn alles tun, was wir können?

Scheinbar ein schlagendes Argument für aktive Sterbehilfe. Scheinbar. Denn es besitzt nur Durchschlagskraft, solange man suggeriert, es gebe nur diese beiden Möglichkeiten: ein Leben zu retten oder es mit ärztlicher Hilfe zu beenden. In Wirklichkeit existiert noch eine dritte Möglichkeit: auf das medizinisch Machbare ebenso zu verzichten wie auf eine Lebensbeendigung und sich für einen natürlichen Tod zu entscheiden. Unter Umständen mit einer palliativmedizinischen Begleitung, die Schmerzen und Beschwerden des Sterbenden vermindert.

Das Argument des schockierenden Beispiels

„Kurz nach der Geburt zeigt sich, dass ein Baby eine sehr schlim-

me Hautkrankheit hat. Schon die Pflege und das Wechseln der Verbände sind für das Kind extrem schmerzhaft."

Das stärkste Argument für eine Lebensbeendigung ohne Verlangen ist das Auftreten schrecklicher Krankheiten. Manchmal treffen diese Krankheiten Menschen, die nicht für sich selbst entscheiden können, zum Beispiel Neugeborene. Notlagen sind keine Fiktionen, es gibt sie wirklich. Die Schilderung eines Problems anhand eines konkreten Falls wirkt in jeder Debatte überzeugend, denn schließlich geht es um konkrete Menschen in konkreten Situationen. Doch das ist kein Grund, die Debatte über die zentralen Fragen einzustellen. Zum Beispiel darüber, ob das Baby in diesem Fall besser tot wäre, und wenn ja, ob man es deshalb töten darf.

Das „Tot ist tot"-Argument

„Wenn man der Meinung ist, ein Patient sollte nicht mehr behandelt werden, und wenn man weiß, dass diese Unterlassung seinen Tod nach sich ziehen wird, kann man sich ebenso gut dafür entscheiden, sein Leben aktiv zu beenden, denn die Wirkung ist in beiden Fällen dieselbe."

Der protestantische Theologe Harry Kuitert hat in den Niederlanden von diesem Argument erfolgreich Gebrauch gemacht.

Das Argument ist schwach, denn in dem einen Fall stirbt ein Mensch an einer Krankheit, in dem anderen, weil ein Arzt das Leben beendet. Das Ergebnis mag dasselbe sein, die Mittel dazu sind es nicht.

Das Argument setzt voraus, dass alles, was einem moralischen Zweck dient, auch moralisch gerechtfertigt ist. Der Zweck heiligt die Mittel. Dem widerspricht die Idee der Menschenrechte: Sie besagt, dass Menschen unter allen Umständen bestimmte unveräußerliche Rechte haben. Wie gut ein Zweck auch sein mag, wenn er allein durch die Verletzung eines Menschenrechts erreicht werden kann, dürfen wir ihn nicht anstreben. Den Tod eines Menschen zuzulassen oder herbeizuführen, ist moralisch betrachtet eben nicht dasselbe.

Das Argument der „medizinischen Entscheidungen am Lebensende"

„Die Entscheidung, jemanden nicht zu behandeln, ist grundsätzlicher als die möglicherweise darauf folgende Entscheidung, sein Leben zu beenden."

Dieses Argument besitzt Ähnlichkeit mit dem „Tot ist tot"-Argument – und ist ein Ablenkungsmanöver. Der Frage, ob es moralisch vertretbar sein kann, das Leben eines Menschen zu beenden, soll mit dem Hinweis, dass diese Frage in den Komplex der zahlreichen schwierigen Fragen gehöre, die kurz vor dem Lebensende eines Menschen zu klären seien, die Schärfe genommen werden. Der Hinweis ist zwar zutreffend, aber der Unterschied zwischen Töten und Sterbenlassen wird dadurch keineswegs aufgehoben.

Das Aktivismus-Argument

„Wir müssen etwas tun, nichts zu tun ist keine Option."

Das Aktivismus-Argument erweitert die ärztlichen Pflichten: Wenn es dem Arzt nicht gelingt, den Patienten vor Leid zu bewahren, fällt ihm die Verantwortung zu, für dessen Sterben Sorge zu tragen. Aber es gibt einen Zwischenweg. Wir können uns doch auch dafür entscheiden, einen Menschen möglichst gut zu pflegen, bis er eines natürlichen Todes stirbt. Das Aktivismus-Argument erweckt den Anschein, als stürbe kein Mensch mehr von alleine. Doch das stimmt nicht. Daher ist „nichts zu tun" durchaus eine Option.

Das Mut-Argument

„Wir müssen die Courage haben, uns einzugestehen, dass es für manche Menschen besser sein könnte zu sterben, und wenn der Tod auf sich warten lässt, muss ein Arzt den Mut haben nachzuhelfen."

Nach diesem Argument ist es feige, sich hinter dem Tabu zu verstecken, dass ein Arzt nicht töten dürfe. Ein Arzt mit Mumm entscheidet sich manchmal aus Barmherzigkeit dafür, das Leben eines Menschen zu beenden. Wenn man beschlossen hat, ein Neugeborenes nicht mehr zu behandeln, weil man glaubt, dass es besser tot wäre, und wenn der Tod des Kindes damit unvermeidlich wird, wäre es nach diesem Argument feige abzuwarten, bis der Tod von selbst eintritt (beispielhaft: Vathorst, 2003, S. 1471-1473.).

Dieses Argument wird oft in Kombination mit dem Tot-ist-tot-Argument und dem Aktivismus-Argument vorgebracht. Gegen dieses Argument spricht die damit verbundene erhebliche Ausweitung der Rolle des Arztes.

Das Unvermeidlichkeits-Argument

„Dass es geschehen wird, ist unvermeidlich, deshalb sollten wir darüber reden, unter welchen Bedingungen es geschehen darf, sodass es wenigstens kontrollierbar bleibt."

Statt darüber zu diskutieren, ob etwas wirklich unvermeidlich ist, spricht man über die Bedingungen, unter denen das Unvermeidliche geschehen darf. Sobald man aber Regeln und Bedingungen dafür formuliert hat, gibt es keinen Weg zurück, das vermeintlich Unvermeidliche wird unvermeidlich Realität.

Ein im Pflegeheim tätiger Arzt schrieb 1989: „Es ist unvermeidlich, über eine Lebensbeendigung chronischer Komapatienten nachzudenken" (Boon, 1989, S. 76).

Warum eigentlich? Warum ist es unvermeidlich, über eine

Lebensbeendigung bei chronischen Komapatienten nachzudenken?

Das Offenheits-Argument

„Wir in den Niederlanden sind offen und ehrlich, im Ausland tun sie es heimlich."
Die Schwäche dieses Argumentes liegt in seiner Unbeweisbarkeit. Denn es fehlen Vergleichszahlen. Einfach davon auszugehen, dass das, was in den Niederlanden öffentlich passiert, in anderen Ländern im Verborgenen geschieht, ist fragwürdig. Ebenso wenig ließe sich umgekehrt argumentieren: Das Risiko, dass Menschen in einem Land, in dem aktive Sterbehilfe und Beihilfe zum Suizid legal sind, unverlangt getötet werden, ist größer als in anderen Ländern, in denen das Töten weiterhin mit einem Tabu belegt ist. Für beide Behauptungen fehlen empirische Belege.

Das Gleichheitsargument

„Wenn sich Menschen im Vollbesitz ihrer geistigen Kräfte für aktive Sterbehilfe entscheiden dürfen, ist es eine Frage der Gleichbehandlung, auch unerträglich und aussichtslos leidende Menschen, die nicht einwilligungsfähig sind, von ihren Leiden zu erlösen."
Die Logik dieses Arguments wurde von der Sterbehilfebewegung zunächst bestritten, als es noch um die Akzeptanz der Lebensbeendigung auf Verlangen und der Beihilfe zur Selbsttötung ging, danach aber im Handumdrehen zur Geltung gebracht: Wenn ein einwilligungsfähiger Mensch, der aussichtslos und unerträglich leidet, um aktive Sterbehilfe bitten darf, dürfen wir auch das Leben eines Kindes, eines Alzheimerkranken oder eines geistig Behinderten bei schwerem Leiden beenden.

Problematisch an diesem Argument ist, dass es zur Selbstbestimmung des Patienten in Widerspruch gerät. Denn schließlich wird hier über einen anderen geurteilt, dass es besser für ihn sei zu sterben.

Das Argument gewinnt allerdings nur dann an Kraft, wenn davon ausgegangen wird, dass bei aktiver Sterbehilfe ohnehin weniger die Selbstbestimmung als Mitleid und Barmherzigkeit eine Rolle spielen. Unter dieser Bedingung können wir eine Lebensbeendigung tatsächlich auch bei nicht einwilligungsfähigen Menschen als eine Option betrachten. Lebensbeendendes Handeln wird zu einer Form von *mercy killing*, zu einer Mitleidstötung. Das ist Bevormundung – und damit das Gegenteil von Selbstbestimmung. Soweit die Sterbehilfebewegung diesem Argument Geltung verschafft, gerät sie in Widerspruch zur gebetsmühlenartig wiederholten Behauptung, der selbstbestimmte Patient stehe im Zentrum ihrer Bemühungen.

Das Vertrauensargument I

„Niederländische Ärzte tun so etwas nicht. Die von den Gegnern der Lebensbeendigung beschriebenen Gefahren bestehen vielleicht in anderen Ländern, nicht aber in den Niederlanden. Hier gehen die Ärzte überaus sorgfältig vor.“

Die Schwäche dieses Arguments liegt darin, dass sich darauf kein Rechtsstaat gründen lässt. Denn Gesetze werden für Fälle formuliert, in denen die Dinge nicht von alleine gut laufen, etwa für Fälle, in denen eine Person das Vertrauen einer anderen missbraucht. Zweifellos ist der überwiegende Teil der niederländischen Ärzte absolut vertrauenswürdig. Doch das ist noch kein Grund, von vornherein davon auszugehen, dass alle Ärzte immer vertrauenswürdig handeln.

Das Vertrauensargument II

„Eltern treffen eine so schwere Entscheidung wirklich nicht leichtfertig."

Wenn Eltern der Lebensbeendigung ihres schwer behinderten Neugeborenen oder eines älteren Kindes zustimmen, befinden sie sich überdeutlich in einer schwierigen Situation. Deshalb, so lautet das Argument, sollten Außenstehende jede Entscheidung, die Eltern in einer derartigen Situation treffen, respektieren, ganz gleich, wie die Entscheidung ausfällt.

In welcher Beziehung diese Entscheidung zu den Rechten des Kindes steht, wird dabei nicht thematisiert. Während Eltern in anderen Situationen dazu verpflichtet sind, sich an die Jugendschutzgesetze zu halten, spielen diese bei der Lebensbeendigung eines Kindes wegen Krankheit oder Behinderung offenbar keine Rolle.

Zweifellos wollen die meisten Eltern das Beste für ihr Kind. Doch das ist noch lange kein Grund, von vornherein und in allen Fällen von einer solchen Einstellung auszugehen. Auch hier gilt: Ein Rechtsstaat lässt sich nicht allein auf Vertrauen aufbauen. Außerdem kann jemand, der mit den schweren Behinderungen eines Menschen, für den er sich verantwortlich fühlt, konfrontiert wird, in eine Krise geraten, in der es ihm schwerfällt, sorgfältig abgewogene Entscheidungen zu treffen.

Das Gesetzesargument

„Lebensbeendigung ohne Verlangen ist in den Niederlanden verboten und wird strafrechtlich verfolgt. Nur in extremen Notsituationen, in wirklich ganz außergewöhnlichen Fällen, wird sie manchmal toleriert."

Lebensbeendigung ist nicht erlaubt. Sie kommt so gut wie gar nicht vor. Sie kann als Mord jederzeit strafrechtlich verfolgt werden. Oft weisen die Befürworter einer flexiblen Handhabung der Regeln zur Sterbehilfe mit Nachdruck darauf hin, dass unverlangte Lebensbeendigung prinzipiell nicht erlaubt sei und nur in besonderen Ausnahmesituationen praktiziert werde.

Dieses Argument ist zunächst einmal deshalb nicht stichhaltig, weil niemand kontrolliert, ob Lebensbeendigungen ohne Verlangen tatsächlich so ungewöhnlich sind und nur in Notsituationen durchgeführt werden. Viele Fälle von unverlangter Lebensbeendigung werden überhaupt nicht gemeldet.

Außerdem ist dieses Argument auch deshalb nicht besonders stark, weil das Gesetz in den Niederlanden nicht konsequent befolgt wird. Selbst wenn einschlägige Fälle gemeldet werden, was vor allem bei Neugeborenen geschieht, leitet die Staatsanwaltschaft nicht immer ein Ermittlungsverfahren ein. Das Argument erinnert daher an die niederländischen Politiker, die im Ausland beruhigend verkünden, dass weiche Drogen in den Niederlanden verboten seien, was zwar den Buchstaben des Gesetzes, nicht aber der Realität entspricht.

Und schließlich ist es alles andere als überzeugend, wenn diejenigen, die ein Gesetz aushöhlen, sich gleichzeitig hinter eben diesem Gesetz verstecken wollen.

Das Sorgfaltsargument

„Wir tun es nur unter strikten Voraussetzungen.“

Kritiker der niederländischen Praxis versucht man zuweilen mit der Versicherung zu beschwichtigen, in den Niederlanden gehe man äußerst sorgfältig vor. Es werde nicht einfach drauflos gehandelt, sondern mit Protokollen gearbeitet; strikte Sorgfaltspflichten würden beachtet.

Die Schwäche dieses Arguments liegt darin, dass Sorgfaltspflichten zwar eine bestimmte Verfahrensweise vorgeben, aber keine prinzipiellen Fragen beantworten helfen. Ob man nun fordert, dass ein, zwei oder zehn Ärzte und ein, zwei oder alle Familienangehörigen zustimmen müssen, ob man eine Expertenkommission einrichtet, die einen Fall anschließend oder sogar im Vorfeld billigen muss – die Frage, wie sich eine unverlangte Lebensbeendigung mit den Menschenrechten vereinbaren lässt, die jedem Menschen den Schutz seines Lebens garantieren, wird damit nicht beantwortet. Tatsächlich hat sich in den Niederlanden auch deshalb nie eine echte Grundsatzdiskussion entwickelt, weil wir uns gleich den Verfahrensregelungen zugewandt haben.

Außerdem hat die Rechtsprechung bei Verletzungen der Sorgfaltspflichten bisher milde geurteilt.

Das Argument der unvergleichbaren Fälle

„Jeder Fall ist anders, man kann hier keine Regeln aufstellen.“
Natürlich ist jedes Leben anders, und natürlich setzt jede Diskussion über eine Lebensbeendigung bei ganz unterschiedlichen Gegebenheiten an. Wer hier nach allgemeingültigen Regeln und Prinzipien fragt, wird gern für rigide gehalten, als jemand, der den Eigenheiten der Menschen, um die es geht, nicht gerecht wird.

Dieses Argument untergräbt die Rechtsstaatlichkeit als den Versuch, allgemeine Richtlinien aufzustellen, die auf unterschiedliche, konkrete Fälle angewendet werden können.

Zudem ist das Argument unaufrichtig, weil die Befürworter der aktiven Sterbehilfe, ob auf Verlangen oder nicht, ebenfalls immer und überall dieselbe Regel angewendet wissen wollen: Triste Leben sollen unter bestimmten Umständen beendet werden können.

Das Argument des Wegdefinierens

„Darum geht es überhaupt nicht."

Häufig versucht man, Angriffe als abwegig hinzustellen. Man behauptet einfach, der Angreifer ziele am Thema vorbei.

In den Achtzigerjahren verlegte man sich in den Niederlanden darauf, die Definition des Begriffs „aktive Sterbehilfe" (niederländisch: „Euthanasie") auf die Lebensbeendigung auf Verlangen zu verengen, während der Begriff „aktive Sterbehilfe" im Ausland gewöhnlich alle Formen ärztlicher Lebensbeendigung umfasst. Die Warnung der Kritiker, die niederländische Akzeptanz der aktiven Sterbehilfe könne mit der Zeit auch zu unverlangten Mitleidstötungen führen, konnte nun mit dem Hinweis pariert werden, dass es sich dabei nicht um aktive Sterbehilfe im niederländischen Sinne handle. Mittlerweile wissen wir, dass die Kritiker Recht hatten. Denn wir kennen heute neben der „aktiven Sterbehilfe" auch die unverlangte Lebensbeendigung. Letztere mag vielleicht nicht Teil der niederländischen Definition des Begriffs „aktive Sterbehilfe" sein, aber sie ist durchaus Teil der niederländischen Wirklichkeit.

Das Argument der pluralistischen Gesellschaft

„Wir leben glücklicherweise nicht mehr in einer Zeit, in der uns Staat oder Kirche etwas vorschreiben können. In einer pluralistischen Gesellschaft müssen die Menschen ihre eigenen Entscheidungen treffen können."

Dieses Argument stammt aus den Achtziger- und Neunzigerjahren des vergangenen Jahrhunderts, aus einer Zeit, in der in den Niederlanden jede Debatte über Normen und Werte mit dem Hinweis auf das Recht des Einzelnen, nach seiner Façon zu leben, vermieden wurde.

Aber braucht nicht gerade eine pluralistische Gesellschaft

einen Staat, der die Schwächsten, die sich im Konzert der Werte und Meinungen kein Gehör verschaffen können schützt?

Bei der Frage, ob man das Leben eines anderen „zu dessen eigenem Besten“ beenden dürfe, stoßen wir an die Grenzen des Liberalismus und der Selbstbestimmung. Soll die Familie entscheiden dürfen, ob es für einen Patienten besser wäre zu sterben? Steht das nicht in Widerspruch zum Selbstbestimmungsrecht des Patienten?

Das post-christliche Argument

„Ich nehme an, dass Sie das aus einer christlichen Grundüberzeugung heraus sagen. Das respektiere ich, aber ich selbst bin kein Christ, und ich erwarte auch von Ihnen Respekt gegenüber meinen Überzeugungen.“

Wer Zweifel an Lebensbeendigungen äußert oder Einspruch gegen sie erhebt, dem wird leicht unterstellt, es aus religiösen Gründen zu tun. Da ein beträchtlicher Teil der niederländischen Bevölkerung nicht mehr christlich orientiert ist, wird schnell das Fazit gezogen, man müsse „christlichen“ Einwänden kein Gehör mehr schenken.

Diese Argumentation wäre logisch, wenn Christen Nicht-Christen mit Bibeltexten zu überzeugen suchten. Wenn Christen allerdings Argumente ins Feld führen, die unabhängig von ihrem Glauben „funktionieren“, sollte es Nicht-Christen doch möglich sein, sie in ihre eigenen Überlegungen einzubeziehen. Die Menschenrechte beispielsweise besitzen für Christen einen unverkennbar religiösen Kern, werden aber auch von Nicht-Christen für wesentlich gehalten. Wenn sich ein Christ in einer Debatte auf die Menschenrechte beruft, könnten dem also auch Nicht-Christen ernsthaft Beachtung schenken. Dennoch tun sie das oft nicht, sondern suggerieren mit dem bloßen Hinweis auf die christliche Überzeugung des

Sprechers, dass er keine Beachtung verdiene, weil er einer zwar respektablen, aber in der Sache nicht ernst zu nehmenden Minderheit angehöre. Es gab Fälle, in denen Nicht-Christen, die Bedenken gegen gewisse Formen der Lebensbeendigung erhoben hatten, eine christliche Orientierung unterstellt wurde, um sie in der Debatte an den Rand zu drängen (Cohen-Almagor, 2004, S. 129 und 149).

Letztlich läuft diese Art der Argumentation auf die Behauptung hinaus, dass wir nicht miteinander zu diskutieren brauchen, wenn wir unterschiedliche Weltanschauungen vertreten. Das ist eine merkwürdige Auslegung des Begriffs „Debatte".

Außerdem berücksichtigt dieses Argument nicht, dass in den Niederlanden viele protestantische Christen für die Legalisierung der aktiven Sterbehilfe eingetreten sind.

Das Argument der geringen Lebenserwartung

„Wenn ein Baby nur noch kurze Zeit zu leben hat, wird eine Lebensbeendigung lediglich seinen Leidensweg verkürzen."

Dieses Argument wird unter anderem von der Ethikkommission der Niederländischen Vereinigung für Kinderheilkunde angeführt, um für die Lebensbeendigung bei schwerstkranken Neugeborenen zu plädieren (Verhagen et al., 2007, S. 1474-1477).

Eine Schwäche dieses Argumentes liegt darin, dass es genau das Gegenteil des folgenden darstellt.

Das Argument der hohen Lebenserwartung

„Ein behindertes Baby hat noch eine lange Lebenszeit vor sich und wird deshalb noch lange leiden. Eine Lebensbeendigung verhindert dieses lange Leiden."

Dieses Argument wird von einigen Ärzten als Rechtfertigungsgrund für die Lebensbeendigung eines schwer behinderten Neugeborenen angeführt. Sie sind der Ansicht: Je länger ein Behinderter lebt, desto größer ist sein Leiden. Die Verfasser des Groninger Protokolls für die Lebensbeendigung bei Neugeborenen verwenden dieses Argument (siehe u. a. Verhagen et al., 2005; S. 183-188).

Erstaunlich ist, dass die Ethikkommission der Niederländischen Vereinigung für Kinderheilkunde in einem 2007 veröffentlichten Artikel auf der gleichen Seite sowohl das Argument der hohen Lebenserwartung als auch das widersprechende Argument der geringen Lebenserwartung anführt. So entsteht der Eindruck, man habe sich zunächst auf den Standpunkt gestellt, das Baby wäre besser tot, und anschließend nach Argumenten dafür gesucht.

Das Aufklärungsargument

„Die Experten haben über diese ungemein schwierige Materie jahrelang überaus gründlich nachgedacht. Manche Menschen reagieren darauf nun sehr heftig, weil sie das nicht verstehen und glauben, wir in den Niederlanden handelten einfach auf's Geratewohl. Davon kann gar nicht die Rede sein. Aber wir haben Verständnis für diese Reaktion, denn die ganze Angelegenheit ist auch sehr emotionsgeladen. Daher bemühen wir uns jetzt um bessere Aufklärung."

Dieses Argument wird vor allem gegen ausländische Kritiker der niederländischen Praxis ins Feld geführt, doch manchmal auch dazu genutzt, einheimischen Kritikern Unwissen zu unterstellen. In Wirklichkeit ist die niederländische Lebensbeendigungspraxis nicht so kompliziert: Ihr Zweck ist das Vermeiden von Leid, das Mittel dazu kann im Notfall die Lebensbeendigung sein. Das begreifen die in- und ausländischen Kritiker durchaus, nur sind sie damit nicht einverstanden.

Eigentlich handelt es sich um ein technokratisches Argument: Die Experten fordern diejenigen, die anderer Meinung sind, dazu auf, den Mund zu halten und sich mit dem abzufinden, was besser Informierte dazu zu sagen haben. Man unterstellt, dass die Kritik auf mangelndes Wissen zurückgeht; wüssten die Kritiker besser Bescheid, so heißt es, dann wären sie zweifellos der gleichen Ansicht wie die Experten.

Die Skandalisierung

„Es ist eine skandalöse Diffamierung zu unterstellen, in den Niederlanden gingen wir mit dieser Materie nicht sorgfältig um."
Vor allem ausländische Kritik wird in den Niederlanden oft abgetan, indem man sie skandalisiert.

Die Schwäche einer Skandalisierung besteht jedoch darin, dass man damit nicht auf Argumente eingeht, sondern sich auf eine emotionale Reaktion beschränkt.

Das „Die Ausländer sind verrückt"-Argument

„Eine amerikanische Touristin, die sich in Amsterdam ein Bein gebrochen hatte, wehrte sich hysterisch schreiend gegen eine Behandlung in einem niederländischen Krankenhaus, weil sie fürchtete, man werde bei ihr aktive Sterbehilfe leisten" (Brand, 2006, S. 163).
Ausländische Kritik wird manchmal durch Übertreibung ins Lächerliche gezogen. Natürlich gibt es hin und wieder Kritik aus dem Ausland an der Lebensbeendigung, die von falschen Voraussetzungen ausgeht. Doch der Hinweis darauf reicht nicht aus, jegliche Kritik, die jenseits der niederländischen Grenzen aufkommt, zu diskreditieren. Manche ausländischen Kritiker haben sich sorgfältig informiert und formulieren Fragen, auf die wir in den Niederlanden nicht immer eine Antwort wissen, gegen die wir uns aber unter anderem dadurch

wehren, dass wir ausschließlich das Überzogene herauspicken und solange wiederkäuen, bis die Kritik als ganze lächerlich erscheint.

LITERATUR

Achterhuis, H. J., Goud J. F., Koerselman G. F., Otten W. J., Schalken, T. M. & Dupuis, H. M. (1995). Als de dood voor het leven. Over professionele hulp bij zelfmoord, Amsterdam, Van Oorschot.

Bastian, T. (Hrsg.) (1990). Denken – schreiben – töten. Zur neuen „Euthanasie"-Diskussion und zur Philosophie Peter Singers, Stuttgart, Hirzl.

Beaufort, I. D. de & Dupuis, H. M. (Hrsg.) (1988). Handboek gezondheidsethiek, Assen/Maastricht, Van Gorcum.

Beaufort, I. D. de & Hilhorst, M. T. (Hrsg.) (1993). Kind, ziekte en ethiek, Baarn, Ambo.

Berg, J. H. van den (1969). Medische macht en medische ethiek, Nijkerk, Callenbach.

Bioskop-AutorInnenkollektiv (2002). „Sterbehilfe". Die neue Zivilkultur des Tötens? Frankfurt am Main, Mabuse.

Blois, M. de (2005). Een juridisch perspectief, in: Th. Boer et al., Dood gewoon? Perspectieven op 35 jaar euthanasie in Nederland, Buijten & Schipperheijn Motief, Amsterdam.

Boer, T. A. (2003). After the Slippery Slope: Dutch Experiences on Regulating Active Euthanasia, Journal of the Society of Christian Ethics, 23, 2.

Boer, T. A. (2007). Recurring Themes in the Debate about Euthanasia and Assisted Suicide, Journal of Religious Ethics, 35, 3.

Boer, T. A., Jochemsen, H. & Lieverse, P. J. (2005). Dood gewoon? Perspectieven op 35 jaar euthanasie in Nederland, Buijten & Schipperheijn Motief, Amsterdam.

Boer-van den Berg, J. M. A. (1997). De juiste keuze. Morele dilemma's van toekomstige ouders, Baarn, Ten Have.

Bongers, L. M. H. (2008). Een beschermwaardig leven. De

meerwaarde van de centrale deskundigencommissie rond het levensbeëindigend handelen bij ernstig gehandicapte pasgeborenen, Tilburg, Celsus.

Bood, A. (2007). Levensbeëindiging bij pasgeborenen. De uitdaging voor de centrale deskundigencommissie, Nederlands Juristenblad, 36.

Boon, L. (Hrsg.) (1989). Beslissen over leven en dood. Dilemma's bij wilsonbekwame ernstig-gehandicapte pasgeborenen, coma-patiënten, zwakzinnigen en psycho-geriatrische patiënten, Amstelveen, Sympoz.

Brand, P. (2006). De stoel van God, Houten, Sapienta.

Buijsen, M. A. J. M. (2006). Impliciete keuzes en verhulde waardeoordelen: het kabinetsvoorstel Actieve levensbeëindiging bij ernstig lijdende pasgeborenen, Nederlands Juristenblad 15.

CCPR Human Rights Committee (2001). Concluding observations of the Human Rights Committee: Netherlands. 27/08/2001. CCPR/CO/72/NET, ohne Ortsangabe.

Centraal Bureau voor de Statistiek (2003). Het levenseinde in de medische praktijk. Resultaten sterfgevallenonderzoek 2001, Voorburg/Heerlen.

Cobben, P. (1989). Medische opvatting is voor mongolen levensbedreigend, in: de Volkskrant, 18 März 1989.

Cohen-Almagor, R. (2004). Euthanasia in the Netherlands. The Policy and Practice of Mercy Killing, Dordrecht, Kluwer Academic Publishers.

Commissie Late Zwangerschapsafbreking en Levensbeëindiging bij Pasgeborenen (2009). Advies 2009LP01, *www.lzalp.nl/adviezen* (letzter Aufruf im Februar 2014).

Commissie Late Zwangerschapsafbreking en Levensbeëindiging bij Pasgeborenen (2011). Gecombineerd Jaarverslag over de jaren 2009 en 2010, Ministerie van Volksgezondheid, Welzijn en Sport.

Dam, H. van (2005). Euthanasie. De praktijk anders bekeken, Veghel, Libra & Libris.
Delden, J. J. M. van (1993). Beslissen om niet te reanimeren. Een medisch en ethisch vraagstuk, Diss. Utrecht.
Dessaur, C. I. & Rutenfrans, C. J. C. (1986). Mag de dokter doden? Argumenten en documenten tegen het euthanasiasme, Amsterdam, Querido.
Dijkhuis, J. H. (2004). Op zoek naar normen voor het handelen van artsen bij vragen om hulp bij levensbeëindiging in geval van lijden aan het leven. Verslag van de werkzaamheden van een commissie onder voorzitterschap van prof. J. H. Dijkhuis, Utrecht.
Dillmann, R. J. M. (1997). Medisch handelen rond het levenseinde bij wilsonbekwame patiënten, Commissie Aanvaardbaarheid Levensbeëindigend handelen KNMG, Houten/Diegem, Bohn Stafleu Van Loghum.
Dillmann, R. J. M. et al. (1988). Levensbeëindigend handelen bij wilsonbekwame patiënten. Teil 1: zwaardefecte pasgeborenen. Discussienota KNMG-commissie aanvaard-baarheid levensbeëindigend handelen, Medisch Contact 43.
Dörner, K. (2007). Tödliches Mitleid. Zur Sozialen Frage der Unerträglichkeit des Lebens. Mit Beiträgen von Fredi Saal (1988) und Rudolf Kraemer (1933), Neumünster, Paranus Verlag.
Dorscheidt, J. H. H. M. (2006). Levensbeëindiging bij gehandicapte pasgeborenen. Strijdig met het non-discriminatiebeginsel? Diss. RU Groningen, Den Haag, SDU.
Dupuis, H. M. (1989a). Mag er nog gestorven worden? Het toenemende imperatief van de technologie, in: Boon, 1989.
Dupuis, H. M. (1989b). Soms is het beter een kindje te laten sterven, in: de Volkskrant, 8. April 1989.
Dupuis, H. M. (1992). De heiligheid van het leven. De woede van Heleen Dupuis, Opzijlezing, in: Opzij, Juni 1992.

Dupuis, H. M. (1994a). Heeft de eed van Hippocrates nog betekenis voor de 21ste eeuw? Vortrag im Rahmen der Alexander Hegiuslezing, Raalte, Langhout & De Vries.
Dupuis, H. M. (1994b). Wel of niet behandelen? Baat het niet, dan schaadt het wél, Baarn, Ambo.
Dupuis, H. M. (1998). Op het scherp van de snede. Goed en kwaad in de geneeskunde, Amsterdam, Balans.
Dupuis, H. M. (2003). Zoeken naar het goede leven (2), Abschiedsvorlesung, Leiden, Universität Leiden.
Dupuis, H. M., Kerkhoff, A. H. M. & Thung, P. J. (1992). Voordelen van de twijfel. Een inleiding tot de gezondheidsethiek, 3., überarbeitete Auflage, Houten/Zaventem, Bohn Stafleu van Loghum.
Dupuis, H. M., Beaufort, I. D. de, Does, E. van der, Hilhorst, M. T., Themans, B. & Aartsen, J. G. M. (Hrsg.) (1994). Wat zou u doen ? Medisch-ethische casuïstiek met commentaren, Houten/Zaventem, Bohn Stafleu Van Loghum.
Eijk, W. J. (1987). De zelfgekozen dood naar aanleiding van een dodelijke en ongeneeslijke ziekte, Diss. RU Leiden, Brugge, Tabor.
Ekker, J. P. (2005). „Bach is de beste“, in: de Volkskrant, 24. November 2005.
Etty, E. (2008). De stelling van Rob Jonquière: aanvaard alle consequenties van een waardig einde, NRC Handelsblad, 26. April 2008.
Exter, A. den (Hrsg.) (2006). De euthanasiewet: grondrechten onder druk? Budel, Damon.
Fenigsen, R. (1987). Euthanasie: een weldaad? Deventer, Van Loghum Slaterus. [Euthanasie: Sterbehilfe? Tod auf eigenen Wunsch. Freiburg, Khampa, 2001.]
Generale Synode der Nederlandse Hervormde Kerk (1972).

Euthanasie: Zin en begrenzing van het medisch handelen. Pastorale handreiking, Den Haag, Boekencentrum.

Gerrits-Kuiper, J. A., Heus, R. de, Brouwers, H. A. A., Visser, G. H. A., Ouden, A. L. den & Kollée, L. A. A. (2008). Op de grens van levensvatbaarheid: Nederlands verwijsbeleid bij vroeggeboorte te terughoudend, Nederlands Tijdschrift voor Geneeskunde; 152.

Gevers, J. K. M. (1997). Patient involvement with non treatment decisions, European Journal of Health Law 4.

Gezondheidsraad (2007). Overwegingen bij het beëindigen van het leven van pasgeborenen; Signalering ethiek en gezondheid 2007/1, Den Haag, Centrum voor Ethiek en Gezondheid.

Girbes, A. R. J. (2004). Dying at the end of your life, Intensive Care Medicine, 30.

Girbes, A. R. J. (2005). End-of-life decisions in the Netherlands: false euthanasia and false murder, Intensive Care Medicine, 31.

Girbes, A. R. J. (2006). End of life decisions in the ICU. A Dutch perspective, Care of the critically ill, 22.

Griffiths, J. (2003). Dutch Data in the International Debate: A Statement by John Griffiths at a Briefings Session of the House of Lords, MBPSL Newsletter 8. Handelsblad (2001), „Ik kan me goed voorstellen dat artsen stervenshulp niet melden." Minister Borst over het tekort van de nieuwe euthanasiewet, NRC, 14. April 2001.

Griffiths, J., Bood, A. & Weyers, H. (1998). Euthanasia and Law in the Netherlands, Amsterdam, Amsterdam University Press.

Griffiths, J., Weyers, H. & Adams, M. (2008). Euthanasia and Law in Europe, Oxford and Portland, Oregon, Hart Publishing.

Heide, A. van der, Brinkman-Stoppelenburg, A., Delden,

H. van & **Onwuteaka-Philipsen, B.** (2012). Euthanasie en andere medische beslissingen rond het Levenseinde. Sterfgevallenonderzoek 2010, Den Haag, ZonMW.

Hendin, H. (1997). Seduced by Death. Doctors, Patients, and the Dutch Cure, New York, Londen, W. W. Norton & Company.

Hof Amsterdam (1996). De zaak Prins, 7. November 1995, in: Tijdschrift voor Gezondheidsrecht, 1996/1.

Hof Leeuwarden (1996). De zaak Kadijk, 7. November 1995, in: Tijdschrift voor Gezondheidsrecht, 1996/5.

Hoge Raad (1985). Urteil vom 27. November 1984, in: Nederlandse Jurisprudentie, No. 106, Schoonheim Arrest.

Holsteyn, J. van & Trappenburg, M. (1996). Het laatste oordeel. Meningen over nieuwe vormen van euthanasie, Baarn, Ambo.

Hubben, J. H. (1989). Levensbeëindiging bij ernstig gehandicapte pasgeborenen. Geen grensverlegging door Hoge Raad, Nederlands Juristenblad, (24), S. 914-916.

Huber, S. (1999). Kritik der moralischen Vernunft. Peter Singers Thesen zur Euthanasie als Beispiel präferenz-utilistaristischen Philosophierens, Frankfurt am Main, Peter Lang, Europäischer Verlag der Wissenschaften.

Jochemsen, H. (1993). Grensoverschrijdende opvattingen in de neonatologie. Een reactie op het nieuwste NVK-rapport, Medisch Contact 48.

Jong, T. H. R. de (2008). Deliberate termination of life of new-borns with spina bifida, a critical reappraisal, in: Childs Nerv Syst 24.

Jong, T. H. R. de, Lindert, E. van, Kompanje, E. J. O. & Rotteveel, J. J. (2006). Laten sterven of doen sterven? Palliatieve zorg voldoet bij pasgeborenen met onbehandelbare spina bifida, Medisch Contact 61.

Jonquière, R. (2008). Mens wil geen uitstel, in: de Volkskrant, 10. Mai 2008.
Juristenvereniging Pro Vita (1987). De dood, uitkomst voor het leven? Amsterdam, Buijten & Schipperheijn.
Kennedy, J. (2002). Een weloverwogen dood. Euthanasie in Nederland, Amsterdam, Bert Bakker.
Keown, J. (2002). Euthanasia, Ethics and Public Policy. An Argument Against Legalisation, Cambridge University Press.
KNMG (1984). Standpunt inzake euthanasie, Medisch Contact 39.
Kompanje, E. J. O., Jong, T. H. R. de, Arts, W. F. M. & Rotteveel, J. J. (2005). Problematische basis voor „uitzichtloos en ondraaglijk lijden" als criterium voor actieve levensbeëindiging bij pasgeborenen met spina bifida, Nederlands Tijdschrift voor Geneeskunde 149.
Kooijman, B. (2009). „Wéér een operatie, weer pijn en verdriet", NRC Handelsblad, 10. Januar 2009.
Kuhse, H. & Singer, P. (1985). Should the Baby Live? The Problem of Handicapped Infants, Oxford, New York, Melbourne, Oxford University Press. [Muss dieses Kind am Leben bleiben? Das Problem schwerstgeschädigter Neugeborener. Erlangen, Harald Fischer Verlag, 1993.]
Kuitert, H. M. (1981). Een gewenste dood. Euthanasie en zelfbeschikking als moreel en godsdienstig probleem, Baarn, Ten Have. [Der gewünschte Tod. Euthanasie und humanes Sterben. Gütersloh, Gütersloher Verlagshaus, 1991.]
Kuitert, H. M. (1993). Mag er een eind komen aan het bittere einde? Levensbeëindiging in de context van stervensbegeleiding, Baarn, Ten Have.
Leenen, H. J. J. (1977). Euthanasie in het gezondheidsrecht, in: Muntendam (Hrsg.), Euthanasie, Leiden: Stafleu.
Leenen, H. J. J. (1989). Mongoloïde baby heeft zelfde

rechten als ander kind, in: de Volkskrant, 22. April 1989.
Leenen, H. J. J. (2000). Handboek gezondheidsrecht. Teil 1. Rechten van mensen in de gezondheidszorg, Houten, Bohn Stafleu Van Loghum, 4. Auflage.
Leenen, H. J. J., Gevers, J. K. M. & Legemaate, J. (2007). Handboek gezondheidsrecht. Teil 1. Rechten van mensen in de gezondheidszorg, Houten, Bohn Stafleu van Loghum, 5., komplett überarbeitete Auflage.
Leeuw, R. de, Cuttini, M., Nadia, M., Berbik, I., Hansen, G., Kucinskas, A., Lenoir, S., Levin, A., Persson, J., Rebagliato, M., Reid, M., Schroell, M., Vonderweid, U. de and other members of the Euronic Studygroup (2000). Treatment choices for extremely preterm infants: An international perspective. In: The Journal of Pediatrics 137.
Legemaate, J. (2006). Medisch handelen rond het levenseinde, Houten, Bohn, Stafleu van Loghum.
Maas, P. J. van der, Delden, J. J. M. van & Pijnenborg, L. (1991). Medische beslissingen rond het levenseinde. Het onderzoek voor de Commissie Onderzoek Medische Praktijk inzake Euthanasie, Den Haag, SDU.
Ministerie van Volksgezondheid, Welzijn en Sport (Hrsg.) (o. J.). Gecombineerd Jaarverslag van de Commissie Late Zwangerschapsafbreking en Levensbeëindiging bij Pasgeborenen over de jaren 2009 en 2010, o. O.
Ministerie van Volksgezondheid, Welzijn en Sport (1997). Overleggroep toetsing zorgvuldig medisch handelen rond het levenseinde bij pasgeborenen, Toetsing als spiegel van de medische praktijk [rapport], Rijswijk.
Molenaar, J. C., Gill, K. & Dupuis, H. M. (1988). Geneeskunde, dienares der barmhartigheid, Nederlands Tijdschrift voor Geneeskunde, 132, 42.

Molenaar, J. C., Gill, K. & Dupuis, H. M. (1989). Geneeskunde, dienares der barmhartigheid, Nederlands Tijdschrift voor Geneeskunde, 133, 43.
Morgan Capron, A. (1992). Euthanasia in the Netherlands. American observations, Hastings Center Report 22, 2.
Muntendam, P. (1978). Rapport van de adviescommissie wetgeving betreffende toelaatbare euthanasie, uitgebracht aan de Nederlandse Vereniging voor Vrijwillige Euthanasie, Amsterdam.
Musschenga, A. W. (1987). Kwaliteit van leven. Criterium voor medisch handelen? Ambo, Baarn.
Nederlandse Vereniging voor Kindergeneeskunde (1992). Doen of laten? Grenzen van het medisch handelen in de neonatologie, Utrecht.
NVVE (2008). Perspectieven op waardig sterven, Amsterdam.
Onwuteaka-Philipsen, B., Brinkman-Stoppelenburg, A., Penning, C., Jong-Krul, G. J. F. de, Delden, J. J. M. van & Heide, A. van der (2012). Trends in end-of-life practices before and after the enactment of the euthanasia law in the Netherlands from 1990 to 2010: a repeated cross-sectional review, Lancet, Online-Veröffentlichung, 11. Juli 2012.
Onwuteaka-Philipsen, B., Gevers, J. K. M., Heide, A. van der, Delden, J. J. M. van, Pasman, H. R. W., Rietjens, J. A. C., Rurup, M. L., Buiting, H. M., Hanssen-de Wolf, J. E., Janssen, A. G. J. M. & Maas, P. J. van der (2007). Evaluatie Wet toetsing levensbeëindiging op verzoek en hulp bij zelfdoding, Den Haag, ZonMW.
Oostveen, M. (2001). Spijt. Voorvechters van de euthanasiepraktijk bezinnen zich, NRC Handelsblad, 10. November 2001.
Pans, E. (2006). De normatieve grondslagen van het Nederlandse euthanasierecht, Nijmegen, Wolf Legal Publishers.
Pijnenburg, M. & Kirkels, V. (Hrsg.) (1999). Dementie,

schaduw als schrikbeeld. Wijsgerige, ethische en gelovige gezichtspunten, Nijmegen, Valkhof.
Protestantse Kerk in Nederland (1998). Euthanasie en pastoraat, Den Haag, Boekencentrum (Neuausgabe 1998).
Rechtbank Utrecht (1991). 11. Januari 1991, Tijdschrift voor Gezondheidsrecht 1991/28.
Regionale Toetsingscommissies Euthanasie (2013). Jaarverslag 2012, o. O.
Reinders, H. (1996). „Wat niets kan worden, stelt niets voor". Mensen met een ernstige verstandelijke handicap in het licht van de hedendaagse gezondheidsethiek. Een kritische uiteenzetting. Inaugurele rede, Amsterdam, VU, Amersfoort, 's Heeren Loo.
Reuter, B. (2001). Die gesetzliche Regelung der aktiven ärztlichen Sterbehilfe des Königreichs der Niederlande – ein Modell für die Bundesrepublik Deutschland? Recht & Medizin, Band 46, Frankfurt am Main, Peter Lang.
Romberg, T. (2008). Zu jung zum Leben? Kinder, die viel zu früh zur Welt kommen, werden in den Niederlanden nicht behandelt. Die Geschichte einer Flucht nach Deutschland, in: Die Zeit, 28. August 2008.
Roscam Abbing, P. J. (1972). Toegenomen verantwoordelijkheid. Veranderende ethiek rond euthanasie, eugenetiek en moderne biologie, Nijkerk, Callenbach.
Schlikker, R. (2012). Ik wens je het onmogelijke. Wie beslist over het leven van je kind? Nieuw Amsterdam Uitgevers.
Singer, P. (2002). Unsanctifying Human Life, Oxford, Blackwell.
Sluis, I. van der (1977). Het recht om grootmoeder te doden, Amsterdam, Buijten & Schipperheijn.
Sorgdrager, W. (2008). „De arts, de jurist, de ethicus en de dood", Trouw, 5. Januar 2008, Letter & Geest.

Staatscommissie Euthanasie (1985). Rapport van de Staatscommissie Euthanasie, Teil 1–3, Den Haag, Staatsuitgeverij.

Staatscourant (2007). Regeling centrale deskundigencommissie late zwanger-schapsafbreking in een categorie 2-geval en levensbeëindiging bij pasgeborenen, 13. März 2007, 51.

Stolk, J. (Hrsg.) (1988). Gebroken wereld. Zwakzinnigenzorg en de vraag naar euthanasie, Kok, Kampen.

Tol, D. G. van (2005). Grensgeschillen: een rechtssociologisch onderzoek naar het classificeren van euthanasie en ander medisch handelen rond het levenseinde, Diss. RU Groningen.

Tooley, M. (1983). Abortion and infanticide, Oxford, Clarendon Press.

Trappenburg, M. J. (1993). Soorten van gelijk. Medisch-ethische disussies in Nederland, Diss. Universität Leiden.

Trappenburg, M. J. (2000). Willen we dit nu echt? In: Trouw, 22.1. 2000.

Vathorst, S. van de (2003). De dood als beste optie. Levensbeëindiging van een pasgeborene is soms een morele plicht, Medisch Contact 58.

Verhagen, A. A. E. (2009). End-of-life decisions in Dutch neonatal intensive care units, Diss. RU Groningen, Zutphen, Paris Legal Publishers.

Verhagen, A. A. E., Hoeven, M. A. H. B. M. van der, Goudoever, J. B. van, Vries, M. C. de, Schouten-van Meeteren, A. Y. N. & Albers, M. J. I. J. (2007). Uitzichtloos en ondraaglijk lijden en actieve levensbeëindiging bij pasgeborenen, Nederlands Tijdschrift voor Geneeskunde; 151.

Verhagen, A. A. E. & Sauer, P. J. J. (2005). The Groningen Protocol – euthanasia in severely ill newborns, New England Journal of Medicine.

Verhagen, A. A. E., Sol, J. J., Brouwer, O. F. & Sauer, P. J. (2005). Actieve levensbeëindiging bij pasgeborenen in Ne-

derland; analyse van alle 22 meldingen uit 1997/'04, Nederlands Tijdschrift voor Geneeskunde 149.
Vermeulen, E. (2001). Een proeve van leven. Praten en beslissen over extreem te vroeg geboren kinderen, Diss. RU Groningen.
Vrakking, A., Heide, A. van der, Arts, W. F. M., Pieters, R., Voort, E. van der, Rietjens, J. A. C., Onwuteaka-Philipsen, B., Maas, P. J. van der & Wal, G. van der (2005). Medical End-of-Life Decisions for Children in the Netherlands, Arch Pediatr Adolesc Med; 159.
Vries, G. de (1993). Gerede twijfel. Over de rol van de medische ethiek in Nederland, Amsterdam, De Balie.
Wachter, M. A. M. de (1992). Euthanasia in the Netherlands, Hastings Center Report 22, 2.
Wal, G. van der, Heide, A. van der, Onwuteaka-Philipsen, B. & Maas, P. J. van der (2003). Medische besluitvorming aan het einde van het leven: de praktijk en de toetsingsprocedure euthanasie, Utrecht, De Tijdstroom.
Wal, G. van der & Maas, P. J. van der (1996). Euthanasie en andere medische beslissingen rond het levenseinde. Den Haag, SDU uitgevers.
Weisstub, D. N. (Hrsg.) (2001). Aging: Decisions at the End of Life, Dordrecht, Kluwer.
Weyers, H. A. M. (2002). Euthanasie: het proces van rechtsverandering, Diss. RU Groningen.
Wijnen, A. van, Koster-Dreese, Y. & Oderwald, A. (Hrsg.) (1996). Trots en treurnis. Gehandicapt in Nederland, Babylon-De Geus/Gehandicaptenraad.
Willigenburg, T. van (1996). De subjectiviteit van kwaliteit van leven-oordelen, Tijdschrift voor Gezondheidsrecht, 20.
Willigenburg, T. van & Kuis, W. (Hrsg.) (1995). Op de grens van leven en dood. Afzien van behandelen en levensbeëindiging in de neonatologie, Assen, Van Gorcum.

Zwagerman, J. (2005). Door eigen hand. Zelfmoord en de nabestaanden, Amsterdam/Antwerpen, de Arbeiderspers.
Zwart, H. (1995). Weg met de ethiek? Filosofische beschouwingen over geneeskunde en ethiek, Amsterdam, Thesis Publishers.
Zwart, H. (2002). Boude bewoordingen. De historische fenomenologie („metabletica") van Jan Hendrik van den Berg, Kampen/Kapellen, Klement/Pelckmans.